サステナビリティ時代の

病院
経営改革

寺坂俊介
TERASAKA SHUNSUKE

幻冬舎MC

サステナビリティ時代の

病院経営改革

はじめに

日本の病院経営は危機的状況にあります。

２０１８年の病院運営実態分析調査によれば、約７割の病院が赤字経営という実態が明らかになりました。厚生労働省の調査では、２０２０年度の一般病院の１施設あたりの損益は、実質的には２・２億円の赤字という結果でした。実質的というのは、コロナ補助金を含めると１３００万円の黒字だったもののそもそも補助金がなければ２・２億円の赤字だったというわけです。

診療報酬は年々抑制傾向にあり、また少子化により今後ますます患者数も減少することが予想され、病院経営を黒字化することは難しくなる一方です。

ただ、いくら黒字化が難しいからといって赤字の状況について手をこまねくわけにはいきません。病院には安全で持続的な医療を過不足なく提供し、患者にとって住み慣れた地域で、最期まで自分らしい暮らしを続けられるよう貢献するという社会インフラの役割があります。赤字体質が慢性化して廃院することになると、病院関係者の雇用が守れないだけでなく地域住民の命も脅かされることになりかねません。地域住民の健康を守ることが医療従事者としての使命であり、そのためには経営の実態を正しく把握し、赤字の原因を一つひとつ改善・解決して病院を存続させる必要があります。

私は医科大学卒業後、脳神経外科医として北海道とアメリカでの勤務経験を経て、現在は北海道札幌市の社会医療法人柏葉会の理事長を務めています。事業拡大を積極的に行い、ワクチンクリニックの開院や、介護事業と病院食が関わるフード事業も展開しています。

今でこそ経営は順調ですが、私が着任した当時の病院経営は億単位の赤字を出しており、非常に厳しい状況におかれていました。

古い設備や医療器具に職員も経営陣も慣れてしまい、紙カルテを管理するための人件費や倉庫費用はかさむ一方でした。また紙書類による無駄な業務や捺印フローが多数存在して非効率だったにもかかわらず経営陣が業務の効率化に取り組まなかったため、職員の長時間労働が常態化していました。ほかにも空き病床は対策を施されないままなど、いわば「昭和的経営」が赤字の原因となっていました。しかも誰一人として赤字になっている状況を問題視することはなく、赤字になっていることさえ知らない職員も多くいたのです。

そこで私は、赤字を解消するべく数々の経営改革を実行しました。

まず経営状況を職員全員に公開することで経営の透明化を図り、現状を共有しました。また医師・看護師の働き方を見直して人材の流出を防ぐとともに理念を共有できる人材のリクルートを積極的に行いました。さらにはＤＸによる業務の効率化で無駄なコストを次々と削減していったのです。経営改革の一つひとつを確実に実行した結果、病院の経営は黒字に転じました。そして改革は黒字化すれば終わりというわけではなく、近年では持続可能な病院経営の実現に向けてさらなるＤＸや働き方改革など、ＳＤＧｓに取り組んでいます。


本書では、私が行った組織改編や事業拡大などの法人改革、ヒューマンリソースマネジメントなどの病院改革、そしてＤＸによる業務効率化について解説しながら、どのようにして昭和的経営を脱したのか、その経緯をお伝えします。

本書が、経営難に苦慮する病院経営者や運営に行き詰まりを感じる管理職の人たちにとって希望の光となれば、これ以上の喜びはありません。

目次

第2章

病院経営改革の第一歩 理念を改変し新たな組織をつくる

第3章

設備投資、病床の再編、事業拡大
データ分析に基づいた現場改革

第4章

レントゲンフィルムの電子化、紙カルテの廃止、オンライン診療の導入 非効率な業務を洗い出しDXで業務を効率化

第5章 時代に合わせた経営改革が持続可能な病院をつくる

第1章

「昭和的経営」が病院を潰す

ヒト・モノ・カネの間違った使い道

赤字経営の病院は淘汰される時代です。人口減少に伴い医業収益は減少していき、医療機器のリース料の支払いは続きながらも医療資材費や光熱水費は上昇し、職員の給与とそれに伴うコストも上がり続けるからです。

これまで病院は経営資源であるヒト・モノ・カネ、それに時間を大量に浪費してきました。医師や看護師の長時間労働は常態化して高い人件費が支払われ、使用期限の切れた医療資材は何のためらいもなく大量に廃棄され、また高額の医療機器を近隣病院と競うように導入しています。大量の電気やガスなどのエネルギーも必要のないところにまで24時間使い続けてきたのです。新しく高額の機器を導入しても、それを使う医師や技術者が働き続けなければ、投資は水の泡です。このような経営資源の無駄づかいが昭和の時代から長らく続いた結果が今、病院の経営を行き詰まらせてしまったのです。

限られた資源を大切に使い、経営の選択と集中という考え方から投資を集中させ、そして何よりも職員たちを大切にしていかなければ病院は破綻する道へ突き進んでしまいます。

「医師は上でその他は下」という階級意識

私が赴任した当時は人を大事にしないどころか、弱い立場の職員たちがないがしろにされている実態がありました。医師の指示には逆らえない、医師にはモノを言えないというような風潮があり、それが何十年も続いていたのです。なぜなら医師を頂点としたピラミッド型のヒエラルキーという階級構造の組織だったからです。

ここでいう医師による指示というのは、治療の指示のことをいっているのではありません。医師の個人的な要望を満たすための指示のことです。例えば、朝7時半に事務職員に医局の掃除をさせる、リハビリの職員にマッサージをさせるというようなことが当然のこととして起きていました。職員たちは本来の業務以外の仕事を指示され、それに従っていたのです。医局は病院のなかで特別な存在感を放ち、医師の言うことはたとえ間違っていても理不尽であっても、誰もモノ申せない状況ですべて言うがままになっていました。もしも医師の意にそぐわないことを言えば医局の先生に怒られるため、医師が怖くて看護師や事務方から積極的に質問したり確認をしたりすることはなかったのです。事務方がどうしても確認したいことがあるときに用件を伝えても取り合ってすらくれなかったようです。

医師は上でその他は下という意識が病院全体に根づき階級構造が成立していたため、医師とその他の人たちはコミュニケーションがまったく取れていなかったのです。

職員たちはピラミッド型のヒエラルキー組織にどっぷり浸かり、医師が絶対的存在であるという呪縛から解き放たれることができませんでした。既成概念に縛られ、医師の個人的な要望にも職員は応じなくてはいけないという悪しき慣習が病院全体にまかり通っていたのです。明文化されていない、医師から職員への威圧的な暗黙のルールが、医師の快適化のために存在していました。

私はこのような事実を目の当たりにし、人や病院の売上を医師の個人的なことに使うことに躊躇がないのか？と強い憤りを覚えました。医師の命令に従っていた職員たちも自分の仕事ではないと主張できなかったことも問題かもしれません。いちばん大切にされなければいけない「ヒト」がぞんざいに扱われるということは、カネ・モノの使い方にも間違っているところがあるのではないかと推測されました。

私は大学では自分のことは自分でやる、活動資金も自分で獲得せよという教育を受けてきました。ですがここでの実態はまったく逆で、医師は偉く、病院のヒト・モノ・カネは医師の快適化のために動いていたのが偽らざる事実です。もちろん医師全員がそのようなマインドではありません。全体からすればごく一部のことではありますが、医師の命令は絶対であるという風潮で医師を頂点とするピラミッド型のヒエラルキー組織が長らく続いたことによる弊害は確かに存在していたのです。

部門間の連携が悪いことによる非効率的な業務の多発

ヒエラルキー型の組織文化では、部門間を横断する連携が悪くなります。特に私の病院では派閥があり、違う派閥同士が仲良くなることはなかったからです。部署ごとに壁がつくられコミュニケーションが取られなくなるため、異なる部署で同じ業務をやっていてもお互いに気づきません。また気がついたとしても組織の風通しが悪いと、それを改善しようという動きはなく、二重に同じ業務をやっている状態が続きます。効率が悪いという以前に、ヒューマンリソースの無駄づかいといえます。経営的にも同じ業務に対して2倍の人件費を支払っていることになるのです。

また特定の人に業務が偏る傾向がありました。管理部では以前から少数精鋭で仕事をするという伝統があったため、一人の負担が大きくなったり特定の個人に業務が偏ったりすることがありました。すると仕事が属人化するため業務の担当者が不在であれば業務が滞るといった弊害が起きてしまいます。本来の業務にプラスして、業者に任せるべき仕事をスタッフが担っているのです。ホームページ制作費用を削減するために職員に業務の合間に制作させていたのですが、本来の業務に支障を来していました。費用削減どころか実質的には人件費を増やすようなことをやっていたのです。

病院運営の事務全般を担う管理部で、部署間のコミュニケーション不足による非効率的な業務や業務外の業務命令は、一刻も早く解消しなければ病院の運営に支障を来す事態に陥ってしまいます。

誰も責任を取ろうとしない大量の稟議書

業務の効率化については管理部門だけではなく、我々役員の業務においても不必要で非効率なものが横行していました。それは毎日のように次から次へと回ってくる稟議書の確認と形式だけの捺印です。稟議書が山のようにある理由は、何から何まで稟議書に捺印させる業務フローがあったからです。高額な医療機器から職員の休暇届にまで、すべての稟議においてまったく同じ様式の同じ承認欄のある稟議書でした。

稟議書は本来、起案が本当に必要かどうかを見極め承認する場合にのみ捺印するものです。しかし捺印しても捺印してもどんどん稟議書が回ってくるため、一つひとつをしっかりと吟味することもなく、ただ捺印するだけというのが実態だったのです。稟議数の多さも問題でしたが、自分の承認欄への責任をしっかり意識して最終的に捺印するという意識がなかったことも大きな問題でした。

承認欄は、主任・課長・部長・他部長・副院長・院長・理事長というふうに、まるではしごのように並んでいました。私はズラリと並んだ承認欄を見ながら、稟議書に意味はなく誰の責任か分からなくするためのシステムのように思えました。こんなことをやっている限り、経営課題は見えず、また見ようともせず放置されたままになります。

実際に責任の所在が明らかではないことから、トラブルになったことは一度や二度ではありません。内容をよく読まないで押印していたため、高額な医療機器の購入の稟議で承認欄はすべて捺印されているにもかかわらず、購入するとなったときに押印した本人から疑問を呈されたこともあります。事務方が押印されている旨を伝えると、書類が来たから印鑑を押しただけだという返答ぶりです。挙げ句の果てに、起案者（稟議を書いた人）が責められることもありました。またあるときは、購入したあとに誰が承認したのかとまで言われ、稟議書を見せて説明しても納得いかない様子だったというのです。

会議録の場合も、会議での決定事項を承認する稟議書でしたが、やはり実際に中身を確認することなく承認欄に捺印がされていました。しかし、承認後に改めて上司から承認の事実を覆され、過去の会議で決まったと主張しても、知らなかったという一点張りで、責任の所在が分からなくなるというトラブルもありました。

本来なら、最終的に捺印されれば稟議を進めてもよいとなるはずなのに、承認印があってもダメ出しされるのですから、いったい、何のための稟議なのだろう?と疑問をもたずにはいられません。こんなことをやっていては、重要事項はおろかスムーズに決まることさえも決まらなくなってしまいます。またお金を支払うことに誰も責任を取らないということは、経営に誰も責任を取らないことをも意味しているのです。

遅れているＤＸ　増え続ける紙カルテ保管倉庫費用や人件費

病院の業務の効率化に今やＤＸは欠かすことのできないツールです。しかし私の病院では、２０１８年の秋まで紙カルテがメインで運用されていたほどＤＸが遅れていました。またＣＴやレントゲン画像は電子化されているものの、レントゲンフィルムは従来のまま電子フィルムと併用しながらの運用でした。

１９７１年設立という歴史ある病院なのでカルテの量は膨大です。病院内の地下倉庫では保管しきれないほどの枚数になっており、外部に保管倉庫を借りていました。その費用は年間５００万円にものぼっていたのです。倉庫代だけではありません。予約していない患者や救急患者のカルテを出すように医師から指示があれば、医事課の職員がその労を負い地下倉庫に探しに行っていました。その人件費は算出したことはありませんが、日々繰り返される作業の時間と手間は計り知れません。医事課の職員が一人カルテ探しのため持ち場からいなくなることで、会計をする患者の待ち時間が長くなるという二次的弊害も起きていました。また外部倉庫に保管している紙カルテが必要になった場合は、緊急時には配送費用も掛かっていたのです。

予約患者のカルテはあらかじめ用意しておくことができますが、予約していない患者や救急患者、それに電話で問い合わせをしてくる患者には、その場で紙カルテを探さなくてはいけなくなります。救急的な対応時に患者の受診歴や既往歴を調べるのに時間が掛かったこともありました。夜間や時間外に患者から問い合わせがあれば、守衛さんにお願いして地下倉庫の鍵を開けてもらってカルテを探し出さなくてはいけません。

さらにカルテを探しても見つからないという、あってはならないことも起きていたのです。倉庫に保管してあるものは番号順に並んでいれば問題ありませんが、もしも何かの理由で該当の番号棚にない場合、探し出すことができないという事態になっていました。ほかにも学会資料や診断書作成のために特定の医師の机に置かれている場合は、それを知るすべはなくカルテがないという不都合が少なからずありました。

また紙カルテの大きな難点は、書かれている文字にはクセがあり読みづらく、時には何が書かれているか解読できないこともあるということです。そのため要点がどこに書かれているのか、何が書かれているのか分からないカルテも数多く存在しました。患者の受診歴が長ければ長いほどカルテの枚数が多くなります。古くて破れ落ちてしまえば、その部分は永遠に行方が分からなくなるといった事態も起きていたのです。

このように紙カルテの運用は深刻な問題をはらんでいたにもかかわらず、２００６年に電子カルテをいったん推進したものの、その後頓挫したまま進んでいなかったのです。そのため紙カルテと一部の電子カルテが混在し、外来や入院、そしてリハビリなどそれぞれの部門で紙と電子に分かれてカルテをもっていました。

本来ならこのような問題だらけの紙カルテは、早急に電子化して業務を効率化させなければなりません。しかし慣れほど恐ろしいものはなく、深刻な問題にもかかわらずどうにかしなければならない、といった問題意識は希薄でした。

紙カルテだけではなく、レントゲンフィルムの電子化も遅れていました。レントゲンフィルムの問題も、やはり探すのに手間と時間が掛かるということと、時にはどこにあるか分からなくなることです。

レントゲンフィルムは最終受診日から5年までは病院の地下倉庫に保管し、5年以上経過したものは外部倉庫に保管していました。そのため現在と過去のレントゲンを比較したいときに、フィルムを診察室に用意するのに時間が掛かったり、5年以上ブランクがあれば外部倉庫にあるためその日のうちにフィルムが届かなかったりしたこともありました。また、レントゲンフィルムとCTとは袋の色を分けていたので、何かの間違いでレントゲンフィルムがCTの袋に入るようなことが一度でもあれば、そのフィルムを探し出すのは困難です。さらに万が一間違えてほかの患者の袋に入れれば、探し出すのはほとんど不可能になるということが、不安点としては常にありました。

紙カルテから電子カルテへの移行は、どこかの時点で一度は紙カルテの記録を電子カルテへ書き写すという手間が発生します。そうでなくても多忙な診療を日々こなさなくてはいけないのに、業務外の手間が発生するとなると電子カルテへの移行がされてこなかったことも理解できます。しかし病院としてリーダーシップを取り電子カルテ化を推進してこなかったということは、問題を先送りしていることにほかならないのです。先送りすればするほど、紙カルテの記録は増えていき、保管費用と探す手間も増え全体のコストがふくらみます。つまりそれは業務はどんどん非効率になり支出は増えて、経営状況は決して良くならないことを意味しているのです。

赤字経営で1円の経費削減に追い込まれた病院の実態

医療提供において最も重要視すべき医療安全を確保するためには、経営状況が悪くても設備投資をしなくてはいけません。しかし経営状況が悪いと大きな設備投資はできないと考えるのが普通です。私の病院でも、安全性を欠いて病院としての役目を果たせないどころか、病院としてあってはならない目を疑うような古い設備が使われていました。その一つが、手術室です。

例えば手術台や手術用顕微鏡、それに無影灯は30年くらい前のものがそのまま使われていました。手術台のマットレスは複数の部位が破損してガムテープで補修されていました。

サブの手術用顕微鏡は出番は少なかったものの、光源が劣化していたために微細な血管などは非常に見えにくい状態でした。また電磁ロックが故障しており、鏡筒を傾けることができなかったのです。光源を換えようにも型番が古過ぎて交換部品も見つかりませんでした。さらに血管造影装置はモニターの劣化のため血管の形状が鮮明にならず、手技中に装置がフリーズして再起動をかけることもしばしばありました。手術室の空調は古く室温が十分には低下しないため、外気温の影響を受ける真夏には患者も医師も、劣悪な環境のなかでの治療を強いられていました。

なぜ古い危険な設備でも新しくしようとしないかといえば、それは経営的に余裕がない状況が続いていたため設備投資ができなかったからです。ましてや医療機器は高額で、医師が新しい機械が必要だと提案してもコスト面から採用されることはなく、そもそも提案することも許されない雰囲気だったようです。

しかし医療は安全第一です。医療安全が確保できない設備で医療を提供することは、あってはならないことだと認識しなくてはいけません。安全ではない設備のもと、万が一医療事故が起きてしまったら、億単位の損失になりかねないのです。古い設備のままで医療を提供することのほうが大きな損を招く可能性が大きいのです。

手術室以外にも病院のエントランスホールを入ってすぐの外来の待合ロビーは暗い照明のままで、いつも混雑していました。照明が暗く自然光も遮られている空間は雰囲気がどんより暗くなります。混雑したロビーには、高齢者だけではなくビジネスマンや幼い子どもを連れた母親の姿もありました。待ち時間にコーヒーを飲んだり子どもにおにぎりを食べさせたりするスペースはなく、患者に待ってもらうには快適とはいえない空間です。ですがスペースをつくることで患者に快適な空間を提供するよりも、経費を削減することを優先していたのです。

さらに、経費節減は手をつけてはいけないところにまで及んでいました。経営状況が芳しくないと、通常の医業収益では利益を出すことができないため、病院内のどこかで支出を少しでも減らすことを考えるからです。極端な言い方をすれば1円でも支出を減らしてコストを抑えようとするわけです。

その1円の支出を減らすために、患者分の食材費を抑えることを病院が指示していました。

私が当直のときに検食を行った晩ご飯と朝ご飯の味は、自分の舌を疑うほどひどいものでした。使う材料は薄い魚に硬い肉、冷凍野菜や国産ではない材料を使い、味の良し悪しよりコスト優先で給食を提供していました。患者や職員が食べる食事の費用を抑えて利ざやを稼ぐなど、どんなに経営が悪化しても手をつけてはいけない領域です。本来なら手術後には良質なタンパク質が摂れる栄養価の高い食事を提供しなくてはならないはずが、そこにコストをかけられないほど追い込まれていたのです。

非常勤と常勤医師の意識の違い

私が2018年に病院に赴任してきたとき、医局には非常勤の医師が多くいました。非常勤の医師が多いことの問題点は、ヒトの有効活用ができないことにあります。なぜなら、非常勤医師は定められた時間内で契約内の仕事をするために雇われている医師だからです。

例えば外来の非常勤医師にはベテランの高齢医師が多く、診療の質や病院に対するエンゲージメントは決して高くありません。診療の質でいえば、日進月歩の診断や治療法をキャッチできていないことが多く、手術から長く離れてしまっている医師では手術適応が分からなくなっていることもあります。また時間で契約している外来非常勤医師が入院につながるような診療をすることは稀です。当直の応援に来てくれている非常勤医師も病院へのエンゲージメントが低いことから、簡単に救急患者を断ることがあります。のちに苦情の対応をするのは常勤医師です。非常勤医師と常勤医師とでは、それぞれが自分のやり方で仕事をするので医局全体がまとまりにくい面がありました。コミュニケーションが取りづらくなりお互いに手伝うという協力体制は取れず、特定の医師に仕事が偏ったり、時間に余裕ができたりする医師もいて、バランスに欠けていました。

医局は若手医師が中心となって動いてもらわなくてはいけないのですが、考え方や仕事のやり方が異なっていた場合でも、若手からベテランの非常勤医師へはモノ申すことや何かをお願いすることは容易ではありません。

私は決して非常勤医師が悪いといっているわけではなく、ただ病院の経営という面で考えたとき、高齢の非常勤医師の比率が高いことは経営的にマイナスであり、経営資源であるヒューマンリソースが有効活用されていないことが問題なのです。人員配置の改変はかなり困難ですが、そのままにしていてはヒューマンリソースの活用はできないままになってしまうのです。

２０２４年の医師の働き方改革に向けても、医師の人員配置やヒューマンリソースの有効活用は大きな課題です。限られた人員で限られた時間内に、今と同じ量の仕事をしなくてはならないのです。そういう意味でも機動力のある若手医師はもっと必要になり、協力し合いながら効率よく仕事ができる体制なくして病院は成り立たなくなります。

これまで夜間の当直は翌日の夕方５時まで、手術があればさらに遅くまで勤務するのが慣習的に当たり前でした。しかし、これからの時代はそういう働き方を見直す必要があります。法律で定められているという理由以外に、人的資源を有効活用して何よりも人を大切にしなくてはいけないからです。長時間労働を良しとした時代は終わっています。医者の働き方を改めなければ、医師になりたい学生はいなくなり、その病院で働きたい医師も出てこなくなります。ヒトまでも浪費するこれまでの病院経営を続けていれば、間違いなく病院は淘汰されます。

最善の医療を阻害する組織文化「派閥」

ヒューマンリソースの有効活用とはかけ離れた組織文化が派閥です。私の病院では長らく医局内に派閥があり2分されていました。医局内での派閥は、やがてコメディカルを巻き込んでの派閥になります。看護師や放射線技師も徐々に2分され病院全体で一つの方向へ動くことが難しくなりました。その弊害は至るところにあり、部門間の連携が取れなかったり職員同士のコミュニケーションが円滑ではなかったりする点でした。派閥対立を象徴する事柄として当院では医局会議が開かれていませんでした。派閥というのは上の人間に気に入られるためや私利私欲のための行動を起こすことを意味しており、患者に最善の医療を提供することにはなりません。

人の好き嫌いの私情をもつことは悪いとはいいませんが、それを仕事にもち込み私情で動くなど医療人として社会人として言語道断です。

古い経営体質が病院を潰す

私の病院では、派閥という組織文化や医師が力をもちその他の職員がそれに従うというヒエラルキーの慣習がはびこっていました。また稟議の責任を誰も取らない、必要な設備投資が行われていない、そして進まないDXといったさまざまな問題を抱えていました。総じていえば昭和的経営から脱していなかったということです。

企業ではパソコン1台でメールやビジネスチャット、スケジュール管理やドキュメント管理、それに契約締結も当たり前にしている時代に、病院では医師が紙カルテに記録し、倉庫で何十万枚もある紙カルテのなかから1枚のカルテを長時間かけてヒトに探し出させているのです。病院運営だけが昭和で時が止まったままでした。

昭和時代では、病院は地域に存在していれば経営が成り立ち黒字になっていました。しかし今は人口が減少し、医療はサービスと呼ばれ質が問われて競争に勝たなければ生き残れない時代です。昭和時代のようなヒト・モノ・カネと時間を無駄づかいする病院経営は持続性がなく淘汰されていくのです。

私は一生懸命働く職員たちを見て、必ず病院を立て直し明るい未来を職員たちに見せたいと強く思い、令和の時代に合った経営に大きく舵を切ることにしました。

第2章

病院経営改革の第一歩
理念を改変し新たな組織をつくる

地域に貢献し社会に求められる医療を目指し、法人格を社会医療法人へ

2020年3月、私の病院は救急医療において「社会医療法人」として認定されました。これは夜間休日救急車の搬送受け入れ件数が年間750件以上の実績があることが主な要件です。実際、救急車搬送患者は2019年には2000件以上、そのうち夜間は1000件以上受け入れていました。

社会医療法人になったことのメリットは、各種税金の非課税と地域連携における信頼性の向上です。医療保健業における法人税と、病院の固定資産税・都市計画税・不動産取得税が非課税になったことで非常に大きな経済的効果がすぐに表れました。また地域連携においては、よりいっそう地域に根ざし、利潤を追求するのではなく質の高い求められる医療を提供していくことを、周囲の医療機関へ意思表示することができたのです。

社会医療法人になったことで病院の経営陣は社会に対する責任を改めて実感し、経営も運営も刷新することを誓いました。

社会医療法人には医業のほかにも収益事業を行うことが認められており、本業でしっか

りと黒字化したうえで地域社会に貢献できる事業展開が可能です。例えばＳＤＧｓの一環として食品ロス解消などといった北海道の第一次産業の発展につながる事業展開をすべきであると考えています。

理念を刷新　短く覚えやすく印象的な言葉で

社会医療法人として認定されたのが２０２０年３月ですが、それに先立ち２０１９年に病院の理念を刷新し「信頼と尊敬の医療」にしました。ねらいは理念のもとに病院職員全員が同じ方向を向くことと、病院に関わる人たち全員が理念によりつながることです。理念は、短く覚えやすくそして印象的な言葉で表すことが大切です。

信頼と尊敬の医療という理念の意味には、これだという決まったものはありません。それぞれ受け止める人に解釈の余地を残し、職員たちが理念について自分自身の解釈を語れるような言葉にしました。信頼とは、職員同士の信頼なのか社会との信頼なのか、それとも患者との信頼なのか広義に解釈できます。尊敬も同様に、誰を尊敬するのか、誰から尊敬されるのかなどを含めて個人の解釈の余地を残しました。職員たちは理念が変わったことを驚いていましたが、それぞれが自分の解釈で医療への思いを新たにし、仕事をする意義を考えたりやりがいを求めたりするようになっていったのです。

病院の理念を語れない医療関係者はたくさんいると思います。しかし自分の病院の理念を語れるかどうかは非常に重要です。なぜなら医療という職業に思いをもって仕事をすることが大切だからです。思いがあれば、ただなんとなく日々仕事をしているのとは違い、高い意識をもちやりがいを見つけられ、そして困難があっても乗り越えようとする力をつけることができます。私は、職員が壁にぶつかったときに信頼と尊敬の医療に戻れて、これに反していなければ大丈夫だ、という考え方に立てるような理念を掲げようと考えました。

理念には社会への宣言という役割と、もう一つ職員たちをつなぎ止める役割があります。私は数年間アメリカで過ごした経験から、アメリカの多様な人種の人たちが国歌や国旗のもとに結束していることを強く感じました。アメリカにおける国歌や国旗の役割は、多様で多人種の国民の心を一つにすることです。日本でも一つの職場で多様な人々が一緒に働くダイバーシティの時代において、病院の理念の役割もまた、いろいろな職員の心を一つにすることなのです。

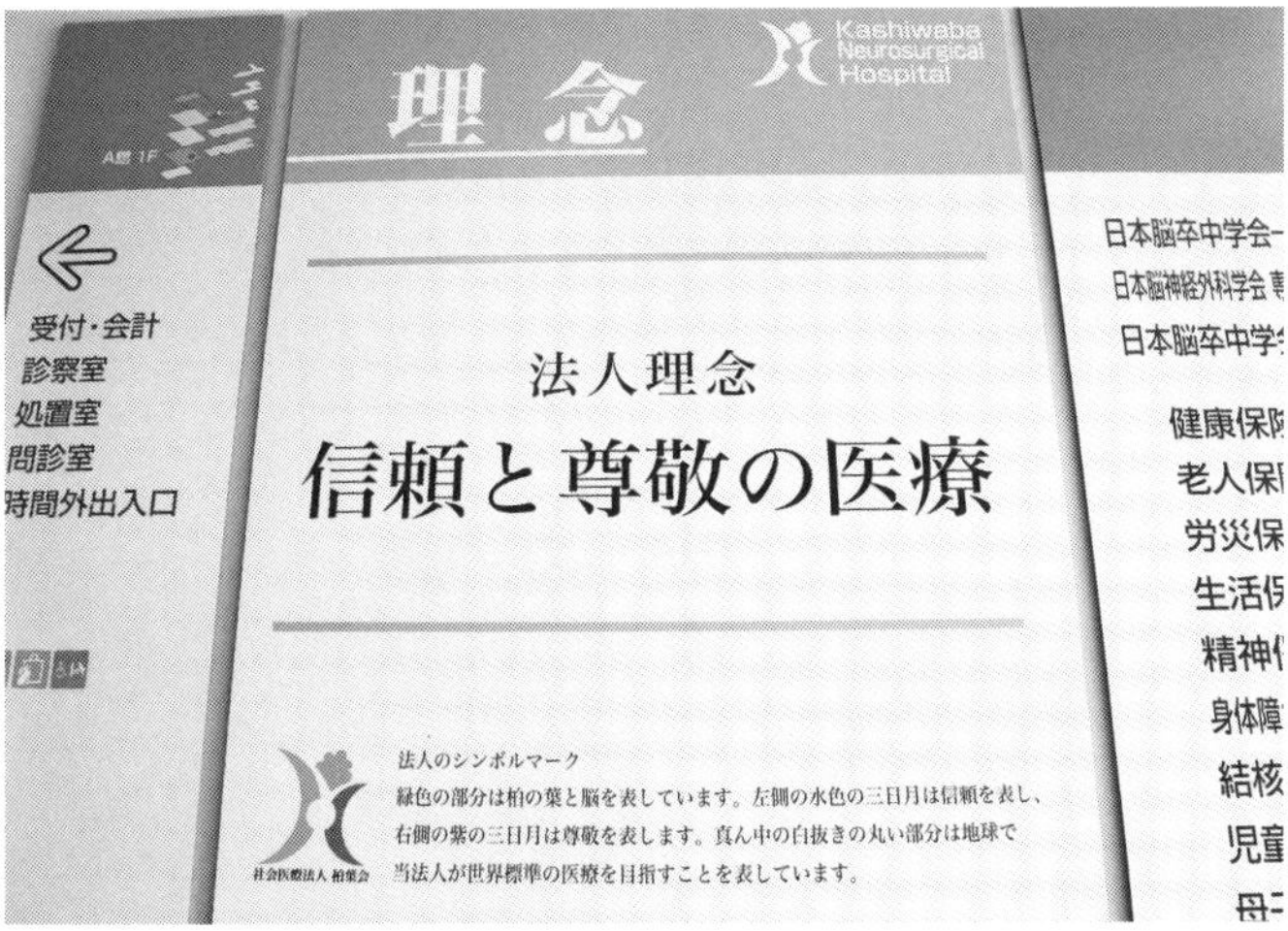

法人理念とシンボルマーク

理念の変更とともにロゴも新しくしました。ロゴは日本語ではなくアルファベットで表記しました。日本有数の企業であるトヨタ自動車株式会社やグンゼ株式会社のロゴもアルファベットで表記されていることからヒントを得て、私の病院も世界中の人たちに通用するロゴにしたのです。これはすでに外国から技能実習生を受け入れており、将来は外国人が職員として働くようになったり外国の患者や病院関係者とつながりをもったりしたとき、法人のロゴに親近感をもってもらえるようになることを意図しています。

またトヨタやグンゼでは新入社員が社訓や社史を学ぶ機会があると聞いていますが、

そのようなことを私も重要視しています。この病院がどんな成り立ちで創設されたのか、私たちがどのように先人の思いを継ぐべきか、また新しい理念とロゴはどういうものかを新人へのあいさつで必ず話します。大企業のように多くの時間を割くことはできませんが、新任の職員には私から直接説明をしたりお互いに意見交換をしたりする時間を必ず取っています。未来に希望をもつ新任の職員たちに、自分たちの職場は世界に通用する医療技術と質を提供するのだと誇りをもたせることが大切なのです。

改革における基本方針

私は病院経営の改革をするうえで、３つの基本方針を立てました。明確な方針を立てることにより、職員が同じ方向を向いて医療に携わることと、私自身に迷いが生じたときに方針に立ち返ることができるようにするためです。１つ目は、「昭和の医療」から「令和の医療」への転換です。救急患者の疾患は時代とともに変わり、交通事故の多かった昭和30年以降は頭部外傷が多く、昭和の終わりから平成にかけては脳梗塞の患者が増えました。それとともに治療法や医療機器も進化を遂げています。４Ｋ手術用顕微鏡や最新のＭＲＩ

など、最先端テクノロジーを活用した医療機器への設備投資を積極的に行いました。また昭和から続いた悪しき慣習や組織風土を改めるため、医局改革ともいえる組織改編も行いました。現場では、最新のＩＴツールにより医師と看護師、事務方の業務効率化を実現させました。

２つ目は「患者第一」から「職員第一」への変換です。患者最優先で医療を提供してきたことは間違っていなかったのですが、そのために一方で職場環境改善への取り組みが後回しになっていました。患者に医療を直接提供する医療者は、心も身体も健康でなければいけません。救急医療は一瞬が生命を左右する過酷な現場であり、だからこそ医師や看護師にとって働く環境は最善であることが重要なのです。まずはユニフォームの刷新、職員食堂の充実、仮眠室の充実などハード面の環境を整備しました。ソフト面では職員がやりがいをもって仕事に打ち込めることや、長く働き続けられることを重視し、多様な勤務形態や制度を整備しました。また職員数は２０１８年４月の２８０人から２０２２年７月には４３２人になり、４年間で50%の増員を実現しました。一人でも欠けたら業務が回らないような職場では、職員は疲弊します。人員の余裕は職員の心に余裕をもたらし、最終的には質の高い医療を提供することにつながるのです。

そして3つ目は、「私たちでもできる」から「私たちだからできる」への変換です。北海道札幌市で50年以上脳神経疾患一筋に、地域住民のために医療を提供してきた私たちだからこそ提供できる医療を模索しました。1つはやはり脳神経・脳血管の難治性または稀少疾患に対する治療のための臨床や研究への取り組みです。また新型コロナ感染症から地域住民を守るためにコロナ専用病床を開設し、コロナワクチン接種専門クリニックを開院しました。そして地域住民が安心して暮らせるように、訪問診療や介護事業を充実させることが、私たちだからできることなのです。

このように改革方針を明確にしたことで、病院が過去に積み重ねてきた経験を活かし、職員がもてる力を存分に発揮して仕事に打ち込め、高度で質の高い医療を地域で提供することが可能になりました。

ヒエラルキー型組織からホラクラシー型組織へ

私が病院改革のなかで最も力を入れたのは公平な職場環境をつくることでした。ここはいちばん時間も掛かり苦労したところでもあります。医師が上でその他は下といったヒエラルキー型から、役割を分担し横並びの構造であるホラクラシー型組織へ改編しました。誰が上とか下とかではなく医師は医師、看護師は看護師、そして事務方は事務方それぞれの役割を全うすることが良い病院の条件であるといえます。

医局を頂点とするヒエラルキーは、昭和的病院の象徴です。医局には例外的に認められていた多くの特権があり、それらは就業規則に基づく形で撤廃されました。また経営陣を刷新し、２０２１年には役員の平均年齢はそれまでの68歳から59歳になりました。

組織の形だけを変えたのではありません。公平な職場環境の土台をつくるために、上層部や職員たちの意識を変えました。まず立場の弱い人たちが医師から指示を受ける形で不当な扱いを受けているのを、なんとしてもやめさせなければいけないと思い行動を起こしました。事務職員に早朝出勤で医局の掃除をさせたり、リハビリの職員にマッサージをさせたりしている当事者を一人ひとり説得しました。初めのうちは煙たがられましたが、こうした状態が10年以上も続いていたことを知り、感情的にならずにはいられませんでした。

事務職員とリハビリ職員には事前に組織風土の改善に取り組んでいくことと、それを必ず最後までやり遂げることを伝えました。なぜなら私が動くことで、彼ら彼女らは嫌みを言われたりすることがあるかもしれないと懸念したからです。職員から、不当な扱いをやめさせてほしいという涙ながらの訴えがありました。このときに湧き上がってきた怒りにも似た感情が、改革へのモチベーションの一端となっていきました。

病院全体の組織としては、もちろん上司と部下という意味での上下関係はあり、組織全体を思慮深く見直すこともしました。ヒエラルキー型では中間管理職が増えてしまうので、一度人員を整理することにしました。例えば部下のいない中間管理職の職位を変更したり、派閥とは無関係に人員配置をしたりしました。このヒエラルキーを壊さなければ、うちの病院は絶対に良くならない、と強く思ってのことです。しかし長年形成され機能してきたヒエラルキーを壊そうとすると必ず衝突が起きます。私より年上の医師や病院に長くいる医師たちにモノ申せば、軋轢が生まれないはずがありません。

組織改編では軋轢が生まれ、私のことを恨む人もいたと思います。私自身も組織改革には相当ストレスを抱え、口内炎が何カ月も治らなかったり胃がキリキリと痛んだりしました。私も面と向かって同僚や先輩を注意するのはやはり嫌でした。しかしながら多くのモノを言えぬ立場の弱いスタッフたちが不当な扱いを受けていることを考えれば、なんとしても行動しなくてはいけなかったのです。私が院長として病院に赴任してきてから、私の言動を職員は注視していましたが、私は常に間違いを正すという考えで行動していました。

私の考えるホラクラシー型とは、医師や看護師、それに管理部門それぞれが役割と責任をもち、上下のないフラットな組織のことです。ヒエラルキー型からホラクラシー型の組織に変わったことの一番のメリットはコミュニケーションがスムーズになり部門間の風通しが良くなったことです。管理部門の実感としては、事務方から医師に声がかけやすくなり、また、看護師から医師に気軽に相談がしやすい雰囲気になったとのことで、コミュニケーションの円滑化がなされています。病院は患者に治療を施すという意味では、医局を中心に動いており、その中心軸となる医局と、看護師や事務方とのコミュニケーションがスムーズになったことは、患者に質の高い医療を提供することにつながっています。

組織編革を行い、医局内での派閥があったために開催されていなかった医局会議を再開させました。患者情報を共有し医師同士のコミュニケーションはスムーズになり、病院の向かっていく方向性を確かめ合えるようになりました。

組織が整い衝突もなくなり病院全体が良くなってくると、それまでヒエラルキーの頂点で幅を利かせていた人たちの居場所はなくなりました。医師だけではなく看護師でも診療技術者でも、それまでの根回しが通じなくなることが分かると自主的に病院を去っていきました。ヒエラルキー型組織にどっぷり浸かっていた職員がいなくなりうまくいき始めたなと感じてからは、改革にスピードが出てきてほかの改革がスムーズにいくようになりました。

病院や各事業部を統括する「法人本部」を設置

組織改編により2021年3月に法人本部を新たに設置しました。令和時代に合った体制変更です。法人本部は、企業でいうグループ会社をまとめるホールディングスのような役割です。柏葉脳神経外科病院、フード事業部、かしわば記念クリニック、そして業務提携をした医療法人白石中央病院を統括します。法人本部の人員は合計29名（2022年10月現在）で事務部門、人事部門、人事教育部門、IT推進室、フード事業部、そして福祉事業部から成っています。

事務部門では給与計算と支払いを含む収支全般と、物品購入を担います。医療資材や物品は一括して法人本部が購入し、病院と各事業部へ分配することにしました。

人事部門は法人全体の人事を統括し採用や人材教育、それに人事異動もすべて法人本部が担います。例えば病院から介護事業部へ看護師に異動辞令を出すのは法人本部です。介護事業部で人員が不足した場合は、病院に応援を求めるのではなく法人本部に相談して対策を施します。このように法人全体のリクルーティングの情報を一元管理することは法人本部を設置した大きなメリットです。これまで病院傘下にあった介護事業部では、病院に増員や資金を依頼していました。そのようなおうかがいを立てることも不要になり、介護事業部は自分たちの事業の発展を純粋に追求することができるようになりました。

また人事部門は職員の採用や異動を実施するだけではなく、職員の生活やもっといえば人生を良くするために法人ができることを考えなくてはいけません。そこで２０２２年４月、54～59歳の職員を対象にセカンドライフサポートのための加算退職金制度と、職員全員を対象に最長70歳までの雇用延長制度を設けました。２つの制度を同時に設けた意義は大きく、職員一人ひとりが自分らしく豊かに第２の人生を歩んでいけるために、定年前後の選択肢を提供しました。

人事教育部門は新人看護師と管理職の教育に力を入れるために設置しました。これからの時代に病院経営を担う人材を育てていかなければならないからです。

法人本部設置の目的は、病院と各事業部が独立採算制を採り、文字どおりヒト・モノ・カネを法人内で効率的に動かし経営効率を高めることにあります。

脳血管病患者に質の高い治療を提供「高度脳血管病センター」開設

脳の血管障害による脳梗塞・脳出血、くも膜下出血や脳動静脈奇形、それにもやもや病などの「脳血管病」患者に、質の高い治療を地域で提供する目的で2021年6月に高度脳血管病センターを立ち上げました。医療は技術も機械も日々進化し続けています。その先鋒を歩みながら妥協も諦めもせず、世界水準の脳神経外科医療を地域医療に提供し続けることを使命としています。それにより住民が安心して生活でき、たとえ病気になっても明るい未来を切り拓くことの一端を担うために開設しました。

高度脳血管病センターでは「心・技・械」を指針として掲げました。「心」は医療提供者が患者の心に寄り添うことを意味します。診察や脳ドックで脳血管に異常が見つかったり脳梗塞のため救急車で運ばれたりすると、突然のことに患者と家族は治療にも未来にも大きな不安を抱えます。そのような患者や家族が病気を理解し治療に向き合えるために、心に寄り添い丁寧に分かりやすく説明し、治療に納得してもらうことが大切です。

「技」は治療技術のことです。患者の症状や病態はそれぞれ異なるため、治療には安全性、根治性、そして永続性を追求し、一人ひとりの患者にとって最もメリットが大きい治療法を選びます。それを実現させる高度な治療技術をチーム医療で提供しなければいけません。

そして「(機)械」は術前シミュレーションや術中の画像解析、安全性の高いモニタリングなど、AIやITによる先端テクノロジーを活用した医療機器のことです。「心・技・械」どれ1つ欠けることなく3つを融和させてこそ、脳血管病への質の高い治療を提供できるのです。

高度脳血管病センターの設立にあたり、北海道大学脳神経外科教室から脳血管手術の経験豊富な中山若樹医師を招聘したのをはじめ、先端テクノロジーを使った治療を数多く経験してきた医師らが集結しチームを構成しました。センターでの治療を一過性で終わらせず、次世代へと継承しさらなる発展をさせていくことが重要であると考えます。

再診と脳ドックを中心とする「かしわば記念クリニック」開院

２０２１年10月に再診と脳ドックを中心とする、かしわば記念クリニックを病院の隣接地に開院しました。このクリニックは医療機器を持たずにスタートし、病院とＣＴやＭＲＩを共有します。クリニックの患者や脳ドック利用者は、病院で検査を受け、結果をクリニックで聞きます。オープンファシリティを、まずは同一法人内で実験的に始めました。

ＣＴや血管造影装置、またエコーなどの医療機器は、技術が進歩していて値段も億単位と高額です。もしもクリニックで資産として抱えた場合は、減価償却は非常に厳しく経営を強く圧迫します。病院と共有することで、病院は機器の稼働率を上げ、クリニックは高額な資産を抱えなくて済むというメリットがお互いに生まれるのです。

また病院の予約再診の患者を受け入れることで、待合の密を避け、混雑を緩和し待ち時間を短縮する目的もありました。つまり外来機能を分離させたかったのです。なぜなら２０２１年５月に病院で新型コロナウイルス感染症のクラスターが発生し、外来をストップさせなくてはいけなくなったからです。またクラスターが発生しないとも限らず、そうすれば外来患者はふたたび行き場を失います。どうしても外来機能だけは残るようにしたいとクラスター発生の時に思ったのです。病院と外来を分離させ、患者にも安心安全に再受診してもらえるようにクリニックを開設しました。

実はクリニック開設には役員たちは反対でした。クリニックがオープンする頃に、コロナが収束していたら時機を逸することになるため、やめたほうがいいという意見が大勢を占めていました。しかし私は、コロナはすぐには終わらない、そしてまた大きな波が必ず来ると確信していたのです。3年、5年という長期戦でかまえたほうがいいと主張しました。

結果的にはクリニック開院は病院外来の機能分離に成功し、最新の換気とサーモメーター設備などさまざまな感染対策をしたクリニックとなり、患者に喜ばれて通院してもらっています。また患者のニーズをとらえ訪問診療への足がかりとしてもクリニックを位置づけています。

懸念していたことは、クリニックの患者が検査をする場合、病院での検査日とクリニックでの結果を聞く日が同日ではなく、2回足を運んでもらわなくてはいけないことでした。

当初は患者からクレームもありました。しかし実際に蓋を開けてみれば、待ち時間はなく患者はじっくりと医師と話ができて聞きたいことも聞けるため、2回の通院は受け入れてもらえるようになりました。

病院での待ち時間は2時間に及ぶことも少なくなかったのです。医師は外来と救急を行ったり来たりしながら診察の合間に一刻を争う救急患者を優先せざるを得ないときもあるからです。患者は長時間待たされたうえに診察も短かければ、患者の満足度は良くはなかったと想像できます。医師側も外来を早く終わらせたいという雰囲気を出していたのだと考えられます。

しかしクリニックでは、雑談なども患者が気軽にできる環境で、またそのような会話のなかから患者の本音や暮らしの様子が見えてきます。医師としても患者の状況を把握しやすく、患者に寄り添えるようになれたことは大きなメリットでした。

また検査と結果を伝える日が別なので、医師が撮影画像をじっくり検討してから患者に結果を伝えることができるようになりました。撮影したその日に結果を伝えるとなると、急いで読影をするので見落とす可能性がゼロとはいえません。受付はクリニック、検査は病院、そして結果はクリニックでといった患者の移動を伴いますが、徒歩1分半の隣接地

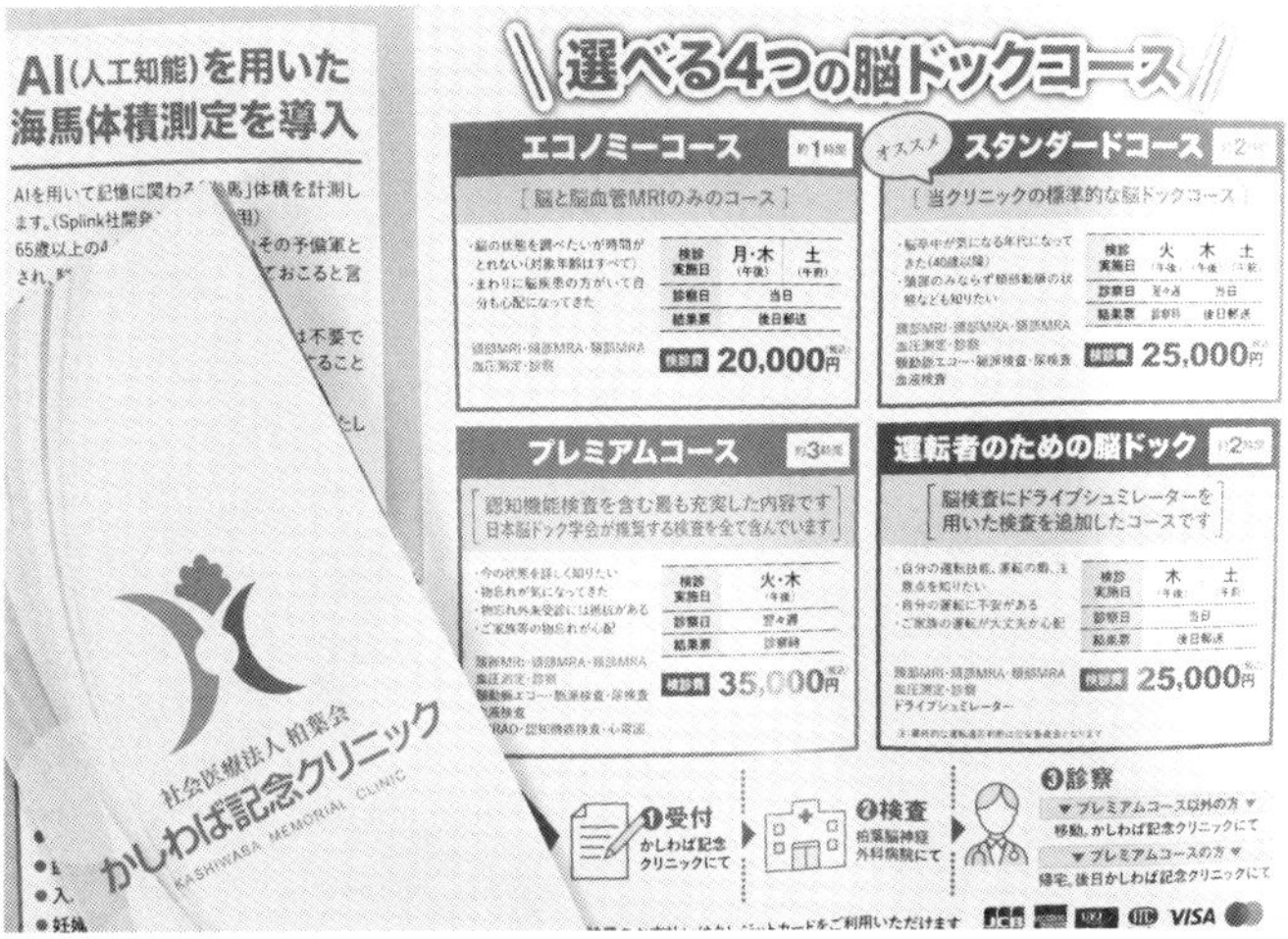

選べる4つの脳ドックコースのパンフレット

なのでほぼ敷地内の感覚で移動してもらっています。

　このクリニックの目玉は脳ドックです。脳と脳血管MRIのみのシンプルな検査や自動車運転のドライブシミュレーターを用いた検査、それに日本脳ドック学会推奨の検査を網羅したコースなど、予算とニーズに合わせて4つのコースから選べるようにしました。

　そしてAIによりMRI画像から海馬の体積を計測するオプションを提供しています。その人気は高く、多くの高齢者が認知症へ関心を寄せていることが分かります。

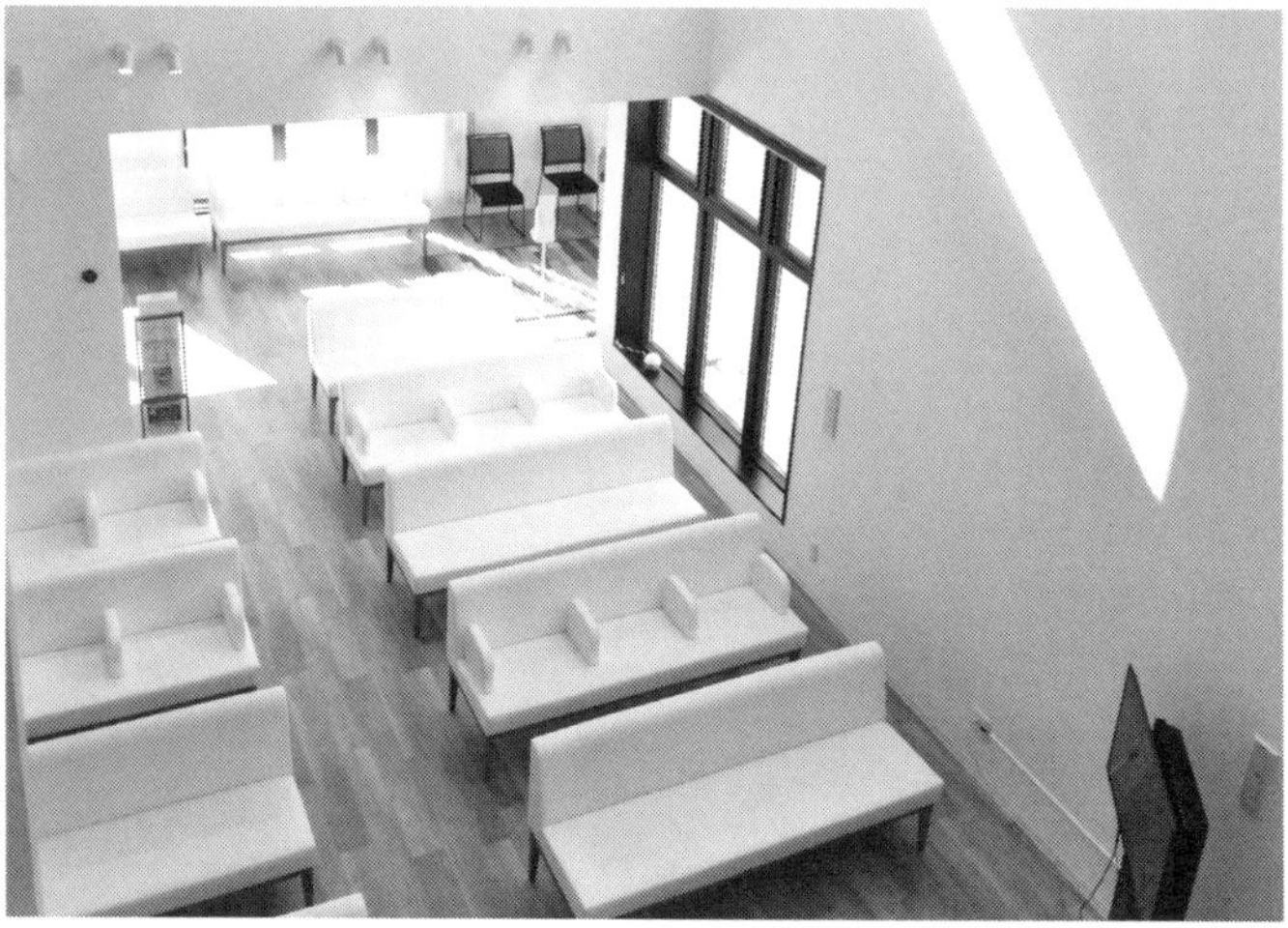

吹き抜けのロビー

また脳ドックの結果を医師から聞く専用の部屋をつくりました。防音壁と間接照明を設置し、大きなモニターを見ながらリラックスして結果を聞いてもらえる空間にしました。医師と患者は正面に向かい合って座るのではなく、斜め前に座ります。そのほうが患者もリラックスして医師と話をすることができるといわれているからです。このクリニックでもそのとおりにレイアウトしています。防音壁にしたのは救急車や車などの外の音が聞こえないようにすることと、医師と患者の話し声が外に漏れないことも大切だと考えたからです。病院の診察室というのはプライバシーが保てずデリカシーがないと私は以前から感じていました。新しく設備を設けるクリニックや病院には、プライバシーが保てて患者が安心して医師と話ができる場を提供するのも医療の役目だと思います。医療とは医療行為そのものだけではありません。予約の取りやすさや待ち時間の快適さといった環境、それに医師との信頼関係もあって、患者に質の高い医療サービスだと満足してもらえるのです。

患者が脳ドックを大病院ではなくクリニックで受けられれば、脳ドック来院のハードルは低くなります。クリニックで多くの高齢者に気軽に脳ドックを受けてもらえれば、それだけ北海道の健康寿命の延伸に役立ちます。

クリニックは地域の人たちに親しみのある施設にするために、壁一面とソファもすべてオフホワイトにして、吹き抜けの非常に開放的な空間をつくりました。壁に脳ドックや健康情報などの各種貼り紙をしないですべてモニターで動画を流すようにして、美観にもこだわりました。季節の花を飾りアロマオイルを焚いてリラックスして過ごしてもらえる環境です。環境のハード面と信頼関係のソフト面の両方を兼ね備え、質の高い医療を提供し、地域住民に長く親しまれるクリニックとなることが求められています。

最先端の医療技術をいち早く提供するために「先端医療研究センター」開設

私の病院には、脳神経・脳血管に疾患の疑いのある患者が来院します。脳の状態を把握し治療するためにはMRIの画像診断が欠かせません。MRIは目覚ましい進化を遂げ、特に病変に対する感度が高くなり、病変部が詳細にかつ明確に分かるようになりました。これにより、脳梗塞などの疾患を迅速に診断できるようになったのです。このように最新の医療機器は精密化かつ複雑化しており、その機能を最大限に治療に活かすためには、「医学と理工学の知識を併せ持つチーム」が必要であると考えたのです。そこで2021年8月、専門性の高い高度な先端医療を提供することを目的に「先端医療研究センター」を立ち上げました。初代センター長として、新潟大学脳研究所統合脳機能研究センターで超高磁場MRIおよびAIを中心に研究をしていた松澤 等医師を招聘しました。

先端医療研究センターでは、臨床医や放射線技師、リハビリのスタッフらとチームを組み、診断と治療からリハビリまで最先端の取り組みを行っています。新しいMRI撮像技術やAIによる解析技術を導入することにより、患者一人ひとりに合った、精度と安全性の高い診断、治療とリハビリを提供できるようになりました。開頭手術や血管内手術において、精度の高い画像情報から、血管損傷などのリスクを回避する方法や後遺症をできる限り残さない手術を検討することも可能です。

超高齢社会における医療の役割は、病気を治療するだけではありません。認知機能や運動機能を維持させることや、手術後に社会復帰できるまでの医療を途切れることなく提供することです。そのために日々進化する医療技術をいち早く取り入れ、世界水準の医療を地域社会に提供することが重要であると考えます。

大学院生を受け入れる「大学院臨床系連携講座」に認定

先端医療研究センターのもう一つの目的は、大学院生を受け入れ、最新の医療機器を用いて臨床研究を行ってもらうことです。初期・後期研修を終了し、大学院に入り専門性を高めたり臨床研究を希望したりする医師のために、大学院臨床系連携講座設置の認定を受け、私の病院で研究をする大学院生が博士号を取得できるようになりました。医師として働きながら、臨床研究を進め博士論文を仕上げて博士号を取得することも可能です。民間病院でこのような取り組みは珍しく、改革の基本方針「私たちだからできる」改革の一つとして位置づけています。

私の病院には、大学医学部の講師以上のタイトルをもつ医師が私を含めて4人いたことから、連携講座の認定を受けられるように申請をしていました。2022年4月に正式に設置され、大学院生の受け入れをスタートさせました。脳卒中救急を学びたい、または脳神経外科の専門性を高めたいなどの希望をもち、臨床研究をしたい大学院生が私の病院に来てくれることは非常に喜ばしいことです。やがて医療界を担っていく大学院生たちが、私の病院での臨床研究を足がかりに、脳神経・脳血管の専門医として地域医療を支えてくれるようになるためにも、長期的な視野に立ち取り組んでいくことが重要であると考えます。

MRガイド下集束超音波治療（FUS）を開始

２０２１年10月に最先端のふるえ治療「MRガイド下集束超音波治療（FUS）」を導入しました。FUSは、本態性振戦やパーキンソン病によるふるえの原因となっている脳の部位（視床）をMRIで精密に計測し、そこに約１０００本の超音波を集束させて熱凝固することでふるえを止めるという画期的な治療法です。

本態性振戦は20代と60代に発症例が多く、若い頃に発症すると何十年もふるえに悩まされ、高齢になり発症すれば年齢のせいだと諦める患者が少なくありません。手がふるえることは、字が書けない、箸が使えない、料理がうまくできないといった生活動作への支障だけではなく、自信を失い人前に出ることが次第におっくうになるなど、精神面への悪影響もあります。

FUSは全身麻酔が不要なため、患者は治療中も意識のある状態のまま、自身の様子を医師や医療スタッフに伝えることが可能です。医師はまず少ないエネルギーで超音波の集束状況を確認しつつ治療効果や副作用の有無を判断し、その後、次第にエネルギーを段階的に増やして標的部位の温度を上げていきます。一般的に54℃を越えると脳細胞は壊死して熱凝固が完成し、治療効果が確定するとされます。

他の外科治療に比べて、この治療の最も大きな利点は患者の身体的負荷が少ないことと、治療の効果がすぐに出ることです。治療前は大きくふるえていた手が、治療直後には明らかに改善して、書けなかった文字を書けたり、使えなかった箸が使えるようになったりします。長い間ふるえに悩んでいた患者も、わずか数時間前とのあまりの変わりようにたいへん驚かれることが多く、感激のあまり泣いてしまう方も少なくありません。そんな時は私たちも思わずもらい泣きすることもあります。後日、外来で患者に会った際、仕事や趣味でやりがいや喜びを取り戻している話を聞くのは医療者としての冥利に尽きます。

良いことずくめの新治療法と感じるかもしれませんが、FUSにもいくつかデメリットがあります。それは、FUSは頭蓋骨の条件によっては治療できない場合があることです。また、治療前に髪をすべて剃らなければならないため、特に女性の患者はそこに強く抵抗感を抱く場合もあります。そして現在は健康保険が適用されるのが、左右どちらか片側1回のみです。現実には左右両手がふるえている患者がほとんどで、より良い生活改善を目指すには、左右両側の治療が望ましいのですが、両側同時の治療は脳機能上の副作用が出る可能性も指摘されています。さまざまな課題を克服して左右両方を安全に治療するために、臨床研究が進められています。

こうしたいくつかの条件や注意点はありますが、FUSは非常に効果的な、そして患者が当たり前の日常を取り戻せる治療法といえます。

FUSでの治療は今後さらに広がっていくと確信しています。ただ、新しい治療法は新しい医療機器さえあればできるというものではありません。FUSは必ずチームで行われる必要があります。治療に携わるのは主治医を含む医師、放射線技師、看護師、そして作業療法士も加わります。それぞれの職種が専門性を活かし、FUSに特化した知識や技術で高度なオペレーションを行い、チーム医療を成立させなくてはいけません。職員たちのモチベーションやFUSが可能な環境という意味で、病院のハイレベルな総合力を維持していく必要があるのです。これからも症例を増やし、さまざまな経験を蓄積し地域や学会に成果をフィードバックしていくことが重要だと考えます。

ワクチンクリニックの設置

２０２１年５月に私の病院で新型コロナ感染症のクラスターが発生しました。すぐに外来をストップさせコロナ患者を隔離し対応しました。また出勤できなくなるスタッフもいて現場は混乱しましたが、スタッフたちが知恵を絞り協力して１カ月で病院機能を回復させました。そのようなピンチを経験した病院がやるべきことは、ワクチン接種を行い地元の住民とともにコロナを乗り越えることです。

２０２１年４月、病院内にワクチンセンターを立ち上げ、当初は毎日午前と午後にワクチン接種を実施していました。２０２２年１月にワクチン接種を専門とするかしわばワクチンクリニックを開院し、１日１００人以上の地域住民が来院していました。同時点で人員は医師１人と看護師２人、それに事務方が５人でした。

これまで1回目と2回目で計１万８０００人以上、そこに出張の職域接種を入れると計2万人以上の地域住民にワクチン接種をしてきました。職域接種は企業や団体へ出向くほかにも、東京２０２０オリンピック札幌会場の組織委員会、ボランティアスタッフにもワクチン接種を実施してきました。

ワクチン接種3回目以降からほかの医療機関がワクチン接種を縮小したため、ワクチンクリニックには地域住民から多くの問い合わせや接種要望の電話がありました。2022年1月から1万人以上にワクチン接種を行ったワクチンクリニックは、その役目を終え2022年9月30日に閉院しました。社会医療法人柏葉会として計3万人以上の地域住民にワクチン接種を実施しました。

介護事業の展開

日本は超高齢社会を迎え、介護事業は地域住民が安心して暮らせるための社会のインフラ的役割になっています。その役割の一翼を担うために我々医療者が介護に携わる意義は大きいと考えます。実際に医療と介護は切っても切り離せない関係にあり、脳卒中患者は退院後に介護認定を受けリハビリや通院を続けるケースがほとんどです。

患者に医療の領域で関われるのは、退院するところまでです。しかし実際にその後の社会復帰の様子や日常生活はどれくらい元に近い状態に戻れているのかを知ることは非常に重要です。なぜなら、治療が本当に最適だったのかどうかは、患者が医療の領域を離れてからの生活において、初めて問われるからです。救急車で病院に運ばれて命を取り留めた患者が、受けた医療に対して「もっとこうしてほしかった」と感じることは、治療で病院へ通っている間ではありません。入院している間は、早く良くなって退院したいとリハビリに励み、回復に努めることで精一杯です。

退院後に介護を受けるときに、初めて「治療はもっとこうしてほしかった」と患者は思います。その時点で初めて、治療は適切だったのか、手術は最適だったのかといったフィードバックを医療側が受けることができるのです。

現在のシステムでは、医療を離れればその後の介護や生活の状況を医療側が知るすべはほとんどありません。そこで法人として、介護事業を展開させることでこれまでカバーしきれなかった、医療を離れたあとの患者をフォローすることにより治療へのフィードバックを可能にしました。フィードバックがあることで、より質の高い最適な医療を患者に提供することができるようになるのです。手術がうまくいったとか血管をうまくつなげられたとか、そのようなことはやって然るべきことであり、医療が目指すべきは、患者が社会に復帰できる状態まで回復させることなのです。

1つの法人が医療も介護もカバーするのは、国の方針とは異なる部分があります。国は医療と介護それぞれが役割分担をする地域包括ケアシステムを推進しています。私の病院でも当初は国の方針に則った事業展開を考えていましたが、介護までをカバーしてほしいという患者と住民からのニーズの高まりもあり、本格的に介護事業に参入することにしたのです。

治療と介護が連携し双方向をスムーズに行うためには、課題があります。それは、医療のカルテと介護の介護記録は、相互に閲覧や利用することができないことです。しかし医療にとっても介護情報は必要であり、介護の側でもどのような治療やリハビリを受けてきたのかという情報は必要です。そこで、カルテと介護記録の統合を実現させるため、クラウド上にプラットフォームを構築し、試験運用を北海道庁の後押しを受けてスタートさせました。これが実現すれば、クリニックや病院側から、再診や再検査となった患者の介護記録を診療時に確認することができます。また介護側でも、受けてきた医療と治療の経過を確認することができるのです。そして患者・利用者に、より良い医療と介護を提供することができるようになります。

介護事業を展開するもう1つのねらいは、医療のなかのヒエラルキーを解消することです。これは医療界全体にいえることだと思いますが、病院での医療と比べると介護サービスは価値の低いものとしてとらえられているようです。私の病院でも「急性期医療をやっている」というところに驕りがあるのは事実です。プライドをもつことは良いことだと思いますが、それが驕りであってはなりません。病院で働く人たちのレベルは高く、介護事業に携わる人たちが下という意識が病院全体にも見られました。救急や病棟勤務は花形で介護事業部への異動は都落ちとまで言われることがあり、私はそのようなヒエラルキーを許容することはできません。

実際は医療と介護に上も下もなく、どちらも「信頼と尊敬」のもとに提供されるべきものです。それに医療というものは目に見えているのは氷山の一角であり、地域社会や介護などの広い裾野により支えられているものだということを介護事業部や病院職員たちに繰り返し説明しました。医療のなかのヒエラルキーをホラクラシーへと変えていかなければ

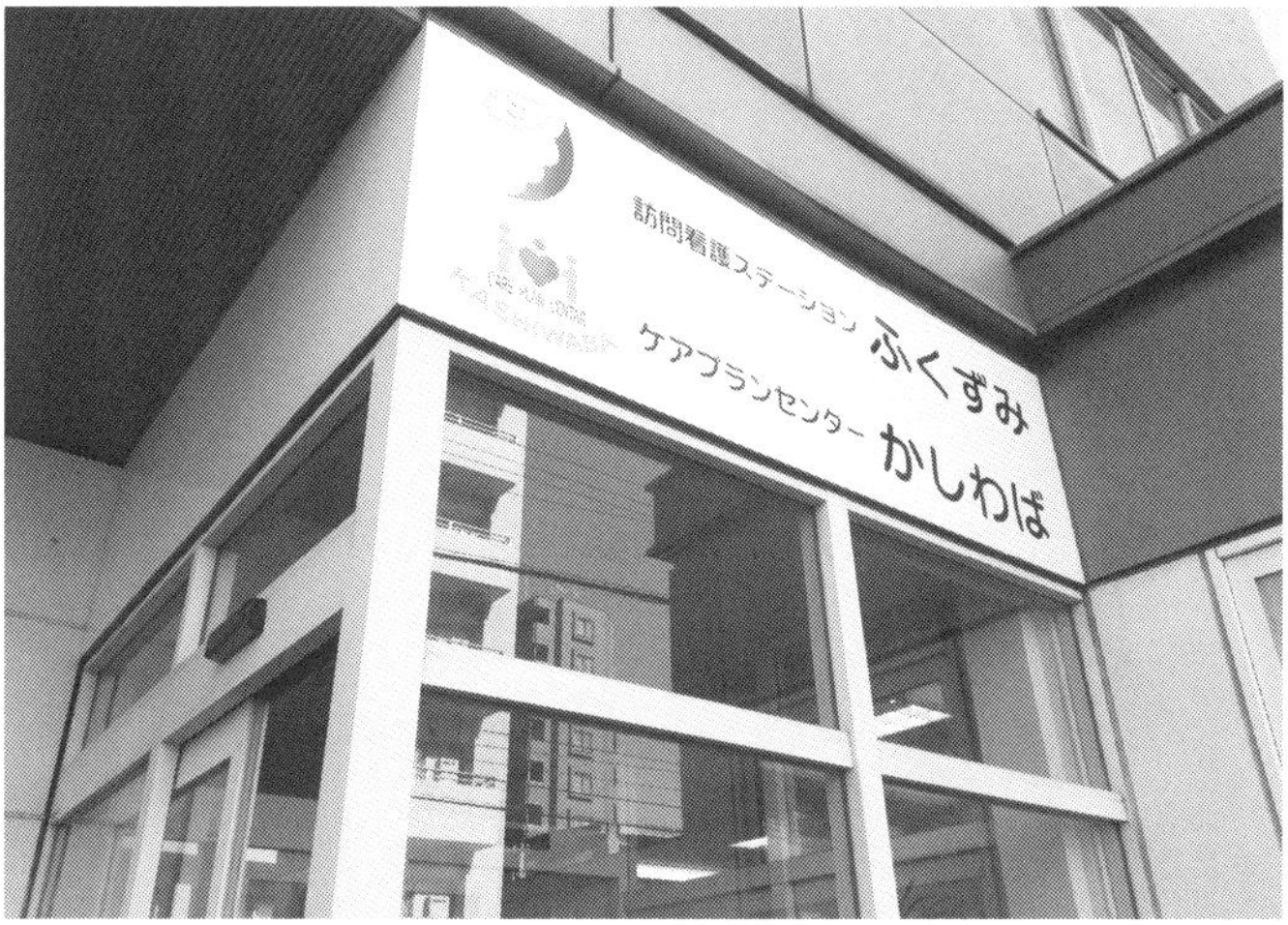

介護事業部の看板

ならないという思いをもって、介護事業部の強化をしています。

介護事業部は、看護課、地域リハビリテーション課、居宅介護支援課、そして事務部門を担う介護事業課の4部門22人（2022年7月現在）で構成され、デイケアセンター笑るむ、訪問看護ステーションふくずみ、そしてケアプランセンターかしわばを運営しています。

訪問看護課には5人の訪問看護師が在籍しており、患者の健康状態の観察や自宅ケアのアドバイス、それに療養における介助まで患者宅でのあらゆる看護業務を担います。居宅介護支援課では6人のケアマネジャーが退院後の患者の介護支援を行っています。リハビリ部門のスタッフ7人は通所リハビリと在宅リハビリの両方を担い、退院後の患者のリハビリを医師の指示のもとに実施します。そして介護事業課の5人は、デイケアの運転士や車両管理、介護報酬の請求などの事務方を担当します。

ちなみに通所リハビリのデイケアセンターの名前である「笑るむ」は、職員の公募アイデアのなかから選ばれました。「エルム」とは北海道に多く生息するニレの樹木の総称です。北海道の商業施設にもエルムという名前はよく使われています。北海道の人たちになじみがある名称に、病院創設者である柏葉 武が好んで使っていた「笑」の言葉を入れました。デイケアセンターに親しみをもってもらい、利用者の笑顔を増やしたい思いを込めた名称にしました。

2019年、私は理事長就任の挨拶のなかで介護事業への本格的な取り組みを職員に約束しました。法人全体で介護事業に注力する意思を明確に示すために「患者でなかった昨日に、患者でない明日を」というキャッチコピーを掲げました。これは、私の病院に搬送される多くの脳卒中患者は昨日までは普通の生活をしていた方であり、介護の力によりその方たちを患者ではない状態に戻したいという願いを込めました。同年、退院した患者のリハビリを充実させるため、リハビリスタッフを増員し、送迎付きの通所リハビリテーション事業をスタートさせました。脳外科病院の患者にとってリハビリは、回復期と慢性期後の生活を支える基盤となるため重要な介護サービスの一つです。

介護事業部を発展させるうえでネックになったのは、職員たちが病院から下に見られており、自分たちの部門は赤字でお荷物だと劣等感をもっていたことです。

訪問看護師のこのような意識は調査からも見てとれます。日本看護協会が行った2019年度のデータ分析によると、求職者が希望する施設種別では（複数回答）、50％以上が病院を希望、次いで診療所を希望する求職者は40％弱、訪問看護ステーションは7％余りでした。訪問看護師は、看護業務全体で人気のない職種なのです。そのような意識を払拭し患者に必要とされ社会に貢献できる事業だと自信と誇りをもって仕事をしてもらえるよう意識改革も行いました。

介護は危険で体力的にも精神的にもハードな仕事です。だからこそ、そのハードさを上回る魅力を見いだし発信できる工夫が必要です。そうすれば人材が増えて一人あたりの負担が軽くなり、余裕が生まれてやりがいや魅力を感じられる事業部になり、異動を希望する看護師も出てくるはずです。救急医療と介護が並列のなかの選択肢の一つとして位置づけられるように、介護事業のステイタスを上げていかなくてはいけません。

第3章

設備投資、病床の再編、事業拡大
データ分析に基づいた現場改革

病院データの「透明化」による職員の意識変革と収益改善を実現

病院経営を多角的な視点でとらえるために、医業収支や財産、それに銀行の借入などを含むすべての数値をピックアップし、それらを職員全員に公開しました。数値化の目的は、あらゆる数値をもってさまざまなベンチマークをすることです。そして数値を職員に公開した目的は、ベンチマークにより比較検討した数値をもって、職員が自分たちの立ち位置を認識し現状改善へと意識を向けることです。

病院内の数値でベンチマークをして経営の推移を知ることは重要ですが、同じ規模の他病院と比較することで、自分たちの立ち位置を知ることはもっと重要です。他病院の病院データについては、企業信用調査会社のデータベースで詳細な情報を取得できます。実際に私の病院と同じ規模の他病院とを比較したところ、職員たちが日頃から感じていた状況とはまったく異なる結果が出ました。ベンチマークをするまでは、自分たちのほうが優越性は高いであろうと考えていましたが、結果は逆だったのです。職員たちは、患者のトリアージが適切でなかったことや診療の質に問題があったことなどの「気づき」を得ることができました。そして、これまでの診療は本当に正しかったのかという振り返りをし、診療を改善していくきっかけとなったのです。また私自身も、私の病院では事務方の負担が大きかったことを、他病院と比較して初めて知ることができました。

医療現場では往々にして「こんなに忙しいのに、なぜ経営状況は良くならないのか」というような感情論で話をします。しかし、このように数値を他病院と比較検討することで、職員たちの自発的な気づきにつながり、診療を改善していくきっかけになることが、病院データの透明化の大きな意義なのです。

診療実績と経営実績は比例するはずです。なぜなら質の高い医療を患者に提供して、経営が赤字になるような診療報酬には設計されていないからです。私はそう考えています。経営不振の要因の一つに診療の質自体が大きく関係していることは、経営者としては認めたくありません。しかしそれが一生懸命やってきた結果ならば、現実として受け入れ、提供する医療の質を変えていかなければならないのです。質の高い医療を提供し診療実績を上げることが経営実績につながることを、役員も職員も強く意識することが重要です。

赤字で立て直しが必要な時に一番にすべきことは、透明化で隠し事がない状況をつくることです。しかし経営がうまくいっていない病院では、経営資料が職員に届いていません。実はそのことが、赤字解消を阻害する一番の要因です。経営状況を知らない職員たちは、毎月の収支はどうだったかという話をお互いにすることがないのです。自分たちが一生懸命仕事をした結果が赤字なのか黒字なのかも分からなければ、職員は仕事をこなすだけになりモチベーションを維持することはできません。

数値を公開するときは段階的に行うことが重要です。まずは、医療収支や経常利益などの財務データです。職員が数値の意味を理解しやすく、経営状況が分かります。職員が数値に慣れて数値からさまざまな状況を読み取ることができるようになれば、次は診療報酬の加算というような一歩踏み込んだ診療データを開示していきます。

財務的な数字のほかにも、各部署の人員と年代バランス、労働時間、看護師の適正配置や給与体系なども公開しました。効果はじわじわと確実に表れ、職員の仕事への意識は変わり経営改善へとつながっていきました。

数値を知ることとは、自分たちの仕事に向き合うということです。目標に対しての結果を出せれば何が良かったのか、結果を出せずに赤字になれば何が良くなかったのかを考えるようになったのです。この「何が」の部分がはっきりすれば次へ向けての改善が可能になります。考えたことをベースに経営陣と話ができるようになり、感覚で話をしたり漠然と頑張らないといけないと言ったりすることはなくなりました。

ただつらいとか忙しいと言っていても何の解決にもなりません。忙しく時間外勤務が多いのであれば、改善できるところはないかという視点をもち、業務内容を調べたり数値化してみたりすることで初めて分かることがあるのです。

例えば、診療報酬をより深く理解することにより、加算を取るために何をどうすべきかを考えます。その加算を取るためには、看護部と患者支援センターの協力が必要であれば要請します。同じ目標に向かって部門間で連携して動くことで、職員たちがフラットな関係になり、一丸となって目標達成に向かいます。治療成績でも、Aという治療を施したら何割くらいの患者が元気になったとか、Bの治療ではどのくらいの予算削減になり勤務時間が何時間短くなったといった自己分析と自己評価をするようになりました。そのような赤字分析の地道な作業と問題解決に取り組むうちに、赤字が解消されていったのです。黒字に転化させたのは職員たちのこうした努力の積み重ねがあったからです。

我々経営側は、共有された数字をもって職員と話をすることができます。こちらだけが数字を知って話をしても説得力がありません。目の前の数字は皆でつくったものなのだと職員が自覚できれば、数値自体にも説得力が生まれてくるのです。

数値を透明化し情報公開をすれば、病院全体に役員たちの考え方が浸透し、皆が同じ方向を向くようになったと多くの職員が実感しているようです。


組織は大きくなればなるほど、役員の間だけで決まったことが、いきなり現場の職員に指示されてバタバタします。意思決定のプロセスが透明化されていないことが多くの場合の原因です。

私は病院内のイントラネットで、業務報告とともに私が日々何をしてどんなことを考えているのかを職員全員に知ってもらいたいと思い、メッセージを発信しています。時にはインターネット会議システムを用いて決断の根拠をなるべく分かりやすく職員に説明しています。職員たちは上層部が何を考えているのかを知ることで、未来に対する不安や猜疑心なく仕事に集中できるのです。日頃から物事の方向性やつくられていく過程が分かっていれば、職員は心の準備ができ現場を整えておくことも叶います。

病院データの透明化は劇的な変化を起こします。私の病院がこの3年間で収支が右肩上がりになっている最大の要因は、透明化により収支を職員全員で共有できるようになったことです。スゴ腕の医師たちがそれぞれ個人プレーで頑張っても収支は良くなりません。医局を中心にその他の部門も一丸となって良くしようと尽力しているからこそ、経営状況が改善されているのです。

医療を軸にすると、患者に治療を直接提供する医師と看護師が中心になりますが、経営を軸にしたことで医局も看護部も薬剤部も、そしてリハビリ部門や管理部門も病院全体が同じ一つの目標に向かってフラットな関係の協力体制になりました。病院データの透明化により、名実ともにホラクラシーな組織になったのです。

病院の立て直し3原則を実践

赤字病院の経営を立て直すためにやることは決まっています。収入を上げること、支出を抑えること、そして職員の士気を上げることの3つです。順番に手をつけるのではなく3つを並行して実践しました。

・収入：病院の機能をその病院にいちばん合ったものに変えていくこと。
・支出：コスト意識の醸成とSPDシステムの採用。
・士気：希望のある組織であること。

まず各病棟の患者の入院日数や病床稼働率など徹底的に数値化しデータを分析しました。そのうえで収入を増やすために、将来性も含めたニーズにマッチした病床の再編・組み換えを行いました。病床を再編することには経営陣にも職員にも抵抗感がありましたが、根拠のある数値データをもって説明することで納得してくれました。

具体的には、SCU（Stroke Care Unit 脳卒中ケアユニット）の病床を6床から9床へいったん増やし、さらに9床から15床へ増やしました（※1）。SCUは脳卒中患者3人に看護師1人がつくという手厚いケアをする急性期の病床です。病床を増やした理由は、患者は最大14日間SCUに在院することができるにもかかわらず、平均在院日数4～5日の経過後は新しい患者が来て押し出される形で一般病床や回復期リハビリ病床に移っていたからです。またDPC（Diagnosis Procedure Combination）の特性を理解することにより、より多くの診療報酬を得られるようにして収益を上げました（※2）。DPCには在院日数によりⅠ・Ⅱ・Ⅲ期と段階がありそれぞれに診療報酬が決まっています。私の病

（※1）SCU（Stroke Care Unit）

脳血管障害（脳梗塞・脳出血・くも膜下出血など）の急性期に対する治療を行う脳卒中専門の集中治療室です。脳卒中の専門知識をもつ経験豊富な医師、看護師、リハビリテーションスタッフらの専門チームにより、脳卒中を発症早期から24時間体制で集中的に治療する病床です。

（※2）DPC（Diagnosis Procedure Combination）

患者の病名や治療内容に応じて分類される診断群分類（1572分類）、分類ごとに1日あたりの入院費用を定めた医療費の計算方式。病名や治療内容に応じてどのくらいの医療費がかかるのかの目安が患者にもより分かりやすくなります。病名や手術、処置等の内容に応じた1日あたりの定額の医療費を基本として全体の医療費の計算を行います。なお、手術などの医師の専門的な技術料（一部の処置や検査）については、これまでどおりの出来高支払方式で医療費は計算され、入院にかかる医療費は定額分と出来高分を合わせたものとなります。

院では、急性期の治療を終えた患者の多くは、回復期リハビリ病棟へ転棟するか、または他病院の療養病床へ転院します。回復期の病床は44床しかないため、回復期リハビリ病棟への転棟待ちや転院待ちの患者が増え、急性期病床でＤＰＣⅢ期を迎えてしまうことが常態化していました。ＤＰＣⅢ期の患者が増えることにはさまざまな問題があります。１つ目は、入院期間の長くなった患者でベッドが占有されることです。ベッド数には限りがあるため救急患者が入院できるベッドが少なくなります。２つ目は、急性期と慢性期では看護の考え方が異なり、２つの看護観が１つの病棟内で混在することは看護師にかかる負荷が大きくなることです。そして３つ目は、診療報酬が大きく低下することです。このような問題を解決するため、転院待ちの患者やリハビリ適応にならない患者の自宅退院までの受け皿として、地域包括ケア病床（ＤＰＣが適用されない病床）をつくり、ポストアキュートの患者を受け入れていきました。

病床再編は診療報酬を上げるためではなく、ニーズにマッチさせることが目的です。ニーズにマッチさせるために病床再編をし、そのうえで診療報酬が上がる仕組みに戦略的に変えていったということです。

病床は現状を分析しニーズに合った数に再編すれば収益が確実に上がります。組織改編により法人本部をつくったことで、変えてもいいという立場の法人本部が病床再編を行いました。

支出を抑える施策としては、これまで部門ごとに医療材料を仕入れていたのを、法人本部が統括しまとめて購入と各部門への分配をするようにしました。ＳＰＤ（Supply Processing and Distribution）により各部門での必要数を把握し効率よく材料を回すようにしました（※３）。救急病院では高額な医療機器や医療材料を多く使うため、効率化を進めればすぐに数値となって結果を出すことができました。２０２０年４月から医療資材にバーコードを貼り付け医療資材の一元管理システムを構築しました。リアルタイムでの在庫管理をするとともに各資材の使用期限を把握し使用期限内に医療資材を消費しています。また各部署での使用動向を見ながら、法人内で資材の再分配を行い、効率的に資材を消費しています。また医療材料費について購入価格をデータ分析したところ、平均より

（※３）ＳＰＤ〈Supply〈供給〉Processing〈加工〉Distribution〈分配〉〉
医療現場の要望により的確に医療消耗品等を各部署に供給し、死蔵・過剰在庫の解消、請求・発注業務の軽減、保険請求漏れを防止し、病院経営をサポートするシステムです。

も高い価格の材料を多く購入していることが分かりました。そこで仕入れる医療材料を見直し在庫管理を徹底したことで、医業支出に対する医療材料費の割合は２０１８年が14％だったのに対し、２０２１年は９％にまで減少しました。

３つ目の職員の士気を上げるためには、自分の組織が希望のもてる組織であることを伝えるのが重要だと思います。〝人間は食料がなくとも１カ月生きられる、水がなくとも１週間生きられる、空気がなくとも１分間生きられる、しかし希望がなければ１秒も生きることができない〟という名言があります。この場所で働いていれば何かいいことが起こりそうだ、というムードをつくっていくのはリーダーの重要な責務です。良い時も悪い時も透明化された経営指標をもとに夢や希望を語ることが重要です。

収入と支出のコントロール、そして職員の士気向上の３つを並行してそれぞれに取り組むことで、全体の経営状況が改善されていきました。

医療安全確保のための設備投資

病院の経営が悪化すれば、多くの病院経営者は余裕がないのに設備投資なんてできないと考えます。しかし経営的に苦しくて収益が出ていなくても、医療安全を確保するためには設備投資をしなくてはいけません。また診療レベルを引き上げられると判断した医療機器や設備には積極的に投資しようと考えました。私は病院の古い手術室を見て医療安全を担保できないと考え、すぐに手術室の設備一式を刷新しました。

手術室の手術台、手術用の顕微鏡1台、それに手術用無影灯などです。顕微鏡は動きが軽くなり、操作がしやすくなりました。解像度の高いレンズにより術野が鮮明になり、マクロの手術でも術野は飛躍的に明るくなりました。いずれも、手術をする医師には好評でした。ほかには血管撮影装置やバイポーラなどの手術用電子機器は台数を増やしました。ほんの少しの見えにくい、操作しづらいなどのストレスは解消され、手術は格段にやりやすくなり医療安全を確保できるようになりました。

もともと手術数が多い病院だったため、手術数の顕著な増加は見られませんが、医師にとっての手術への確信と医療安全という面において、本来病院の果たすべき役割を全うできるようになったと考えています。

最善の医療と「最善の環境」も患者に提供

私の病院は長年、外来は混んでいて予約以外の患者は長時間待ってもらうことが多いため、待合ロビーで快適に過ごしてもらいたいという思いがありました。こういった医療に直結しない設備は、赤字のときはなおさら後回しになります。しかし医療とは関係ないからといって患者の不便をそのままにしておいていい理由はありません。それに患者が過ごす環境は医療とまったく無関係ということではないのです。

まず待合ロビーの照明を明るくし、採光を良くするために窓の一部をスモークからクリアガラスにしました。待ち時間を有効活用してもらうために、ビジネスマンがノートパソコンを広げたりお腹のすいた子どもにおにぎりを食べさせたりできるカフェスペースをつくりました。また幼い子どもをハイハイさせることのできるキッズスペースも設けました。

実はこれらの外来の待合スペースについて意見を聞いたのは、医師や看護師ではなく、清掃スタッフや食堂で食事を作る職員です。病院を動かしているのは、医師や看護師、事務方だけではありません。普段あまり話すことのない清掃スタッフや食堂の職員たちも病院を支えてくれている一員で、医師や看護師とは違った視点をもっています。いろいろな職員やスタッフとコミュニケーションを取り、それらの声を吸い上げて病院経営に反映させることは、偏りがちな考えを捨て去り、広い視点で患者の立場を尊重した病院経営をするうえでも大切なことなのです。

患者には最善の医療を届けるとともに、広い視野で最善の環境も届けることが病院としての役割です。

高額医療機器を他施設と共有する「オープンファシリティ」

経営状況が厳しくなると、大病院でも高額の医療機器は買い換えや新規購入ができなくなることがあります。これからはすべての病院がそれぞれに最新のCTやMRI機器を持つのではなく、地域で医療を支えるためには地域の医療機関が連携して医療機器をシェアするオープンファシリティの時代だと考えています。人口減少で医師の数も患者の数も減っていくため、どの医療機関も戦略的に選択と集中をしてダウンサイジングが必要になってくるからです。

高額な医療機器は、一般的には買わないでリース契約をしますが、リース料自体も高額ですしランニングコストもかかります。それに医療機器は技術の進化により、機能や安全性が向上したものに比較的短期間で置き換わります。ハードだけではなくソフトもバージョンアップするため、見えにくいランニングコストもばかにできません。ただ、医療機器はハイスペックであればあるほど、診療の質は上がり医療安全の面でも優れています。その点は見逃せないことを考えると、やはり病院単独ではなく、地域の複数の病院間でハイスペックな医療機器を相互利用することの意義は大きいのです。これは、国の推進する地域包括ケアシステムの考え方とも一致しています。

医療機器をシェアするメリットは、件数をこなすプレッシャーから解放されることと、本来必要な検査を必要な時間を掛けて行うことができることです。高額な医療機器を導入すると、元を取るために件数をこなすことを余儀なくされます。また、非常によろしくないことですが、メーカーも「1日○件撮影すれば、○年で元が取れます」と吹聴することもあります。例えばMRIは画像撮影が2枚でも10枚でも、診療報酬が同じ点数です。一回あたりの撮影枚数が少ないほうが最終的な件数も多くなるのです。病院は複数の医療機器を抱えており、1日○件といったノルマが課せられている病院もあるのが実情です。高いレベルの診療をするためには、検査に時間をかけ、多くのシーケンスを撮影し、間違いのない診断をすることが重要です。医療機器をシェアすれば、件数よりも医療の質を重視することができるようになるのです。

疾患によって、病院が力を入れる医療機器は異なります。例えば脳神経はMRI、循環器はCT、ガンは腹部臓器を診られるCTやPETというように、それぞれ異なるのです。しかし脳神経疾患でもCTは必要なわけで、それらを相互利用すれば、患者は最適かつハイスペックな医療機器で画像撮影ができ、診断してもらえるという大きなメリットがあります。

これまでは、医療機器をシェアするという発想自体がありませんでした。病院間で競うように新しい医療機器を持とうとしていました。しかしそのような競争の時代は終わり、協働によりサステナブルである社会を目指すべきであると考えます。

現実的には病院間でのオープンファシリティには、主な問題点が2つあります。1つ目は診療報酬です。2つ目は画像のデータ形式がベンダーによって異なり規格が統一されていないことです。仮に電子カルテを連携する病院間でシェアできたとしても、画像データ形式が統一されていないことが、システム構築の障壁となります。

各病院が高額な経営資源をもつアセットヘビーからアセットライトへ移行していき、A病院ではX機器、B病院ではY機器というふうに投資をそれぞれに集中させると同時に、地域で役割を分担させていく必要があるのです。

例えば高齢化と過疎化が進む北海道においては、労働人口がどんどん減り働き手が集まらなくなると同時に患者も集まらなくなるため、経費削減のために医療機器をシェアするという流れは必然となります。これは何も北海道に限ったことではなく、東京や大阪などの都市でもやがて高齢化が進み人口が減少することは、誰もが認める社会課題です。これからは日本中で医療機器をシェアすることが当たり前になると思います。

病院の経営資源として医療機器をシェアすることで機器の稼働率を上げることができま

すが、その第1弾として、私のクリニックではCTやMRIなどの高額機器をもたずに脳ドックを提供しています。患者の利便性を考えて自前で機器をもっている医療機関は多いと思いますが、私の法人ではそうではなく、検査は別の日に病院で受けてもらうことにしました。

第2弾として2022年10月、地域の2つの整形外科クリニックとCTおよびMRIのシェアをスタートさせました。予約枠は、私の病院の休診日である金曜日の午後1時から5時までの間で、1枠20分として1時間に3枠、4時間で計12枠です。スタートから数週間を過ぎた頃には、毎週12枠のほぼすべての予約枠が埋まる状況にまでなり、1カ月間でクリニックから来る約50人の患者に、私の病院のCTまたはMRIで検査を受けてもらえるようになったのです。

病院間での連携においては課題があるものの、まずは私の病院での今後の目標として地域の開業医や他病院からの紹介をさらに増やしクオリティの高い機器を導入していることをオープンにします。そして積極的に利用を促すことで、機器の稼働率を上げていくことを考えています。また今後の医療は病院から地域医療へと移行が進む将来を考えれば、地域連携のピースの一つにはまることが病院の役割として重要になっていきます。

人材の流動化でヒューマンリソースの有効活用

介護事業部の展開とクリニック開院は、人材の流動化という目的もありました。医療は人が主体となる業種ですので、ヒューマンリソースの有効活用は重要な経営課題です。病院から離職する職員をなんとしても食い止めたかったという思いもあったのです。

人には向き不向きがあり、適材適所で働くことがその人の人生で最善だと考えています。例えば、病院の病棟で一度に何人もの患者のケアを効率よくこなしかつ一人ひとりに寄り添えることができる看護師がいます。一方で、病棟で多くの患者をケアするよりも、クリニックで一人ひとりに時間をかけ、距離を縮めて接するのが性に合っている看護師もいます。人生で仕事に割く時間は決して短くありません。24時間体制の病院ならば、仕事とプライベートの区切りがあるようでなくなる時期もあります。そのような状況におかれている職員のことを考えるとき適材適所で働いてもらうことは非常に重要になってくるわけです。せっかく期待をもち入職してもらったのに、たまたま救急や病棟という勤務環境が合わなければ、看護師は失望して辞めていくことがあります。ですがそのような離職に対する対策を何もしなければ、人材の流出を防ぐことはできません。それに離職した人員を補充するための人材獲得は容易ではないのです。人材の流出を防ぐためにも、離職しようとする人材をつなぎ止める受け皿が必要だと考えました。

介護事業部やクリニックがその受け皿となり得ます。実際に病院の事務部門から2人、リハビリ部門から部長クラス1人が介護事業部に異動しました。異動した職員たちの仕事に対する満足度も上がっています。

新規雇用者が入り、その職員がどういう場所でキャリアアップできるかは、ある程度勤務年数が経たなければ見極めはできません。いろいろな働く部署があれば、人事部門としても提案ができます。法人内で人材を流動させることで、離職を防ぎヒューマンリソースの有効活用を図れるのです。本人にとっても離職するよりは、同じ法人内で自分らしく働くことができる部署がほかにあり異動できるのであればそのほうが幸せです。

また病院勤務は激務です。特に救急患者を年間1000件以上受け入れ、超急性期や急性期患者のいる病院は24時間体制で気が休まるときがありません。メンタル的にうまく対応できない職員が出てきても不思議ではないのです。そのようなケースでは、救急や病棟ではなく、24時間体制ではないクリニックや介護事業部での働き方を経験してもらうこともできます。実際に入職する以前に、リアリティショックを少しでもやわらげ、入職を希望する人が将来の見通しが立てられるようにしておくことも必要です。前段階で、法人の方針やキャリア形成の道筋を示すといった綿密なすり合わせをしておくことも大切です。

人材の獲得に関しては、各部署でやるのではなく、法人本部で一括して採用環境を整えています。各部署でばらばらに話を進めるとリクルーティングの情報が分散してしまうため、どの部署でどのような人材を必要としているのかという情報を法人本部で一括して把握しています。そうすれば、ケースバイケースで新人採用や中途採用、または人材を流動させるといった適切な判断ができ、本当の意味でのヒューマンリソースの有効活用が可能になるのです。

看護師の離職を防ぐためにキャリア形成のロードマップを示す

医療や介護は離職率が高い業種の一つだと思います。厚生労働省の２０２１年の雇用動向調査の産業別離職率によると、全16業種のうち「医療・福祉」業種は上位から5番目で8・6％でした。

私は新人が長く働けるかどうかは、入職後3年を過ぎるかどうかを目安にしています。それは3年目が入職後の1つ目の山場だからです。3年以内に辞める職員は、入ってみたら想像以上にハードだったり、思っていたものとはまったく違っていたりといったリアリティショックがほとんどです。このリアリティショックは、入職後数年で乗り越えなくてはいけない壁です。この壁に立ち向かうのは本人だけではなく、雇用者も一緒になって乗り越えるための対策が必要なのです。3年以内の離職率を低くする対策としては、定期的な面談やいつでも相談できる体制、本音を言える風潮や組織文化をつくることです。

2つ目の山場は8～10年目で、看護師であればちょうど30代前半で中堅クラスになりマネージャーの役目が回ってくる世代です。ここで離職するのはほかにやりたいことがあったり、ほかの分野を見て視野を広げたりしたいといった前向きな理由です。反対にマネージャーや主任クラスへの敬遠や適性に悩むことなどがネガティブな理由として挙げられます。

せっかくこの病院を選んで入ってくれて何年かは続けたのに離職されるのは、病院としては大きな損失です。しかも8年や10年間続けてくれて、新人を育てる世代になったときに離職されるのは、もったいないという一言で片付けられるものではありません。ベテランの離職は、新人のマネジメントを担う候補が流出することを意味しており、病院の成長と深い関わりがあります。また1人辞めても翌日から回らなくなるわけではないものの、ほかの職員が辞職を考えるきっかけになったりモチベーションを下げたりすることにもなり、目に見えない損失はかなり大きなものがあります。

私は離職率が高いのは、キャリア形成に対する働きかけが弱かったのが原因だったと思います。そこで入職する時点でキャリアの道筋を示すことにしました。例えば3年目には○○、5年目は□□、8年か10年目になればあなたはこのようなスキルが身につきAとBという選択肢がありますといったふうに、希望のもてる将来へのロードマップを示します。

また職員が離職を考える理由の背景として、医療職は職位が上がると大変だというイメージを、病院内で先輩たちを見て抱いているのかもしれません。輝いている先輩はいなくて、あんな大変な自分の生活もないような状況はごめんだ、それなら昇進しなくてもいいと感じているのかもしれません。実際ある程度勤務が優先で自分の生活時間を削りながら仕事をしてきたスタイルの看護師が多いと思います。私たちの病院も例外ではありませんでした。

しかし今は時代が違います。仕事も大事ですしプライベートも大事、自分に合った職場で自分らしく仕事をすることを職員たちは希望します。若い世代はプライベートも非常に大切にしており、職場と一蓮托生になっている先輩を見れば幻滅するのも無理はありません。今日より明日、明後日のほうが成長し、給与も増えるためなら何でもするというのは昭和的考え方です。今は働き手世代の人口が減少し層が厚くならないことに加えて、キャリアアップ志向の若者は減っているのです。

雇用する側がモチベーションを上げる仕掛けをしたり、組織全体でキャリア形成への道を進む雰囲気をつくったりする必要があるのです。今の働き方に雇用する側が合わせるのが理屈です。なぜなら実際に病院を支えるのは彼ら彼女らだからです。

職員の7割が女性である医療業界は、女性のライフイベントに伴う離職を防ぐ人事戦略が必要です。そこで私の病院では、さまざまな雇用形態をつくり対応してきました。例えば産前産後に対応できるよう時間短縮を取り入れたり、子どもの急病や教育機関からの呼び出しに対応できるようにシフトをペアで組んで業務に当たったりするなどの対策をしました。すると離職する看護師は減少傾向になったのです。そして産前産後休暇と育児休暇を取得する看護師が飛躍的に増えました。彼女たちは休暇後には職場復帰して病院で働き続けてくれるのです。何人もの看護師が休暇に入ったのはうれしい誤算でしたが、あとに続く看護師たちも先輩たちの復職後に育児をしながら仕事を続ける姿を見て未来に希望をもつことができます。

どの業界も同じ問題を抱えていると思いますが、入職3年以内の離職は同じ規模の病院に比べ私の病院では少なくなっています。

中途採用で看護戦力を強化

組織改革では今いる人材の有効活用に力を入れ、同時に戦力のテコ入れもしました。まずは看護部の戦力を強化しました。なぜなら病院のなかで看護師の数がいちばん多く、病院としての基本的な戦力は、看護部の戦力とニアリーイコールだからです。医療の質を上げるには、看護師の質と力量が重要なのです。

看護師という職種を数値で分析したところ2つのことが分かりました。1つは看護師の3年以内の離職率の高さで、もう1つは年齢分布のバランスの悪さでした。入職8〜10年経った新人看護師たちを束ねる中堅クラスの人数が足りていませんでした。いちばん戦力として働いてもらえていちばん必要とする存在が足りていなかったのです。

これまでは新卒を採用し何年か経つと一定数は確実に辞めていくという自然の法則を放置していました。足りなくなれば新卒で補充していたのです。中堅クラスの看護師の退職を新卒で補充すれば、全体の戦力としては落ちてしまいます。それを繰り返せば、単純に考えると戦力がどんどん落ちて今に至っているということになります。これまでは人事ポリシーが明確ではなかったため、どの部署にどういう戦力を補強するか、キャリアを積んだ看護師の職位をどうするか、またはキャリア形成を含めた看護師の働き方をどうするかといった戦略がなかったのです。数が不足すれば新卒で補充するという効果がないどころかマイナスになる対策だけをやっていました。

新卒は新卒で、入職しても中堅クラスの教育をしてくれる先輩看護師がいないため、ミスをすれば責任を負わせられストレスを抱えて早々に辞めていきます。このように新人の離職率は高く、中堅クラスは不在という看護師の実態が数値化することにより判明しました。

そこで2020年から2年かけて、ある程度のキャリアをもった看護師を積極的に中途採用しました。医療は人が主体となるものですし、看護師全体の戦力を底上げするためにも、資金を惜しまず投入しました。その結果2年間で15人の中途採用を実現させ年齢分布は理想どおりになりました。

新人看護師が路頭に迷うことのないよう、指導者を育成し新人看護師の離職率を下げることにも成功しました。ほかの部門にも同じことがいえるので、看護部門でのサクセスモデルを基に、他部門にも適用すべきであると考えています。

中途採用の看護師の採用基準は、学歴と職歴です。偏差値の高い看護学校を卒業し、公立病院や総合病院で多様な経験を積みもまれてきた職歴のある看護師を採用しました。なぜなら脳神経外科の救急患者を受ける病院に入ったのち、求められる能力に自分が追いついていなかったという理由で辞めてしまう離職者をなくすためです。一瞬を争う現場で意思の疎通がうまくいき、病院経営についての議論を交わし理解し合える人材を選びました。

中途採用で看護師の質と力量を底上げしたことで、看護部全体の考え方や職場の雰囲気が変わったことを肌で感じています。看護師の仕事の価値が患者への質の高い診療を提供するという本来の目的におかれるようになりました。

リーダーとなる人材を育てるために

2年間で看護師を大幅増員した結果、全部で約120人を超え法的に必要な人数はオーバーしました。次の段階としてはリーダークラスの人材育成です。法人がいろいろな事業を展開するとなると、それぞれに新人もいれば、主任・課長・部長となるリーダーが必要になるからです。そこで法人本部に人材教育を専門に担う人事教育部をつくりました。まずは看護師の教育に専念してもらうベテラン看護師2人を配属しました。

新人看護師たちは、コロナ禍で現場で学ぶことが少なくなっています。例えば患者とのコミュニケーションでさえ取りづらくなり、患者家族とはオンライン面会のため限られた時間で話さなければならず、家族と気軽に話せる雑談のコミュニケーションが取れなくなっています。実際に新人看護師の面接時に懸念事項を聞くと、人とどう関わるか、特に患者との関わり方が分からないという回答が多いのです。

患者は医師よりも看護師と接する時間が多く、実際に看護師の接し方で患者に与える印象や満足度は大きく変わります。看護師のキャリア形成とキャリアを積むための人材教育との両輪で、看護師に長く働いてもらう環境をつくることが、質の高い医療を提供し病院経営を安定させるのです。

看護師の働き方改革

看護師というのは人の命を預かり、一日中立ちっぱなしの過酷な仕事をしています。だからこそ効率的な働き方が必要なのです。しかし実態は前残業・後残業などの昭和からある慣習を引きずり、看護師の働き方は何十年も昔から変わっていません。勤務前に1時間ほど早く出てきて準備や申し送りをし、勤務後は記録や申し送りのために1時間くらい残業することが常態化していたのです。3交代なら申し送りだけで3時間近くやっていることになり、患者に対して誰もケアをしていない空白の時間が1日に3時間あったのです。

そこで私はこの前残業・後残業という慣習をやめさせるため、準備も後片付けも勤務時間内にやればいいことだという意識改革から始めました。患者の情報はデジタル化して申し送り時間を短縮化またはゼロになるよう現場に指示しました。

看護記録は患者の回診のスキマ時間に、スマートフォンから音声入力することにより仕事が終わると同時に看護記録が出来上がっているように、看護部にあらゆる看護業務の効率化を求めたのです。

看護師の業務効率化の取り組みは大きく分けて3つあり、3交代制から2交代制勤務へのシフト、音声入力による看護記録、そしてオンライン面会です。3つすべてにおいて、現場でさまざまな苦難を乗り越えた末に大きな成果を出してくれました。音声入力による看護記録とオンライン面会に関しては第4章で詳述します。

看護師シフトを3交代制から2交代制へ

看護師の勤務形態を3交代制から2交代制へ変更することは、長年の課題でした。しかし現場からの反対があり、病棟によって3交代制と2交代制に分かれていました。

それがすべて2交代制に変わったのは、新型コロナウイルス感染症のクラスターが病院で発生したことがきっかけです。コロナ感染は入り口で防御していましたが、無症状の患者が入院3日後に発熱、検査で陽性が判明したときにはすでにほかの3人の患者に感染していました。病棟と外来も閉鎖しコロナ患者4人を完全に隔離しました。

2021年5月にクラスター発生後、6月に6床のコロナ専門病棟ICU（Infection Control Unit 感染防御室）を別棟にあったリハビリスタッフの部屋を改造してつくりました。病棟の一部にコロナ病床のレッドゾーンをつくると、感染がほかへ広がるリスクが高く、再度クラスターが発生すれば病院の救急や外来を含むすべての機能をストップさせなくてはいけません。同じ過ちを繰り返すことは許されないので、別棟にＩＣＵをつくったのです。

コロナ病床は患者1人に3～4人の医師・看護師というマンパワーが必要です。まずＩＣＵに配属する看護師を病院全体から募集しました。職員にも個々人の事情がありますので、こちらから一方的にＩＣＵへ行ってくださいと指示するわけにはいきません。幸い6床分に見合う人数の看護師が手を挙げてくれました。

看護師は全病棟（急性期、回復期、オペ室などすべて）から募ったわけですが、病棟により勤務形態が2交代制と3交代制の看護師が混在していたのです。仮眠室がつくれなかったため、当初は3交代制でスタートしましたが、3交代制で勤務表をつくろうとすると勤務シフトが非常に組みづらいことが分かりました。例えば3交代制で午前0時～8時30分に出勤する場合、前日は必ず休暇にしなくてはいけません。16時～24時30分（翌0時30分）勤務の場合は、翌日に必ず休暇を与えます。細切れに休暇を入れなくてはならず、連休を与えたくてもギリギリの人数では無理でした。するともともと3交代制で働いている看護師から2交代制と空き部屋の仮眠室への改装が要望として挙がったのです。何年間も2交代制にしようと思って現場から反対されてできなかったのですが、２０２１年11月からＩＣＵに配属されて連休が取得できない看護師からのリクエストで2交代制になりました。

2交代制に変更する際、看護師に不満や困ったことなどをヒアリング調査したところ、多くの人が仮眠室はよく眠れなかったり、与えられた2時間の休憩ではしっかり休めなかったりすると感じていることが分かりました。そこで仮眠室の設備を充実させるべく、よく眠れる上質のベッドを置き、ホテルにあるようなアメニティやドライヤー、テレビにスマートフォンの充電器など看護師がそろえたいと言った物品を購入しました。3室つくれる空間を2室にして、防音壁と十分なスペースの確保もしました。

そして同年12月には、病院内で唯一3交代制だった急性期病棟の看護師も2交代制勤務になったのです。3交代制の看護師たちは、2交代制の看護師たちの環境や勤務状況を見ていたのか、自分たちから2交代制へのリクエストを挙げてきました。

〈3交代制勤務例〉
日勤　8：30～17：00（7・5時間勤務、休憩1時間）
準夜勤　16：30～25：00（7・5時間勤務、休憩1時間）

夜勤　0：30～9：00（7・5時間勤務、休憩1時間）

〈2交代制勤務例〉

日勤　8：30～17：00（7・5時間勤務、休憩1時間）

夜勤　16：30～9：00（14・5時間勤務、休憩2時間）

2交代制は良いことずくめ

2交代制になって多くの看護師がしっかり休めるようになったと話してくれるようになりました。例えば16時30分から翌朝9時まで勤務の場合、朝9時過ぎに退勤した当日は夜までずっと空き時間ができます。翌日が休暇になれば感覚的には2連休です。生活リズムとしても、2交代制のほうが良くなり、今までの3交代制は出勤時間が朝・夕方・夜中と3パターンあり日によって違っていましたが、2交代制なら朝か夕方のどちらかのみになります。

さらにこれまでの3交代制勤務では冬の吹雪く日に、仕事とはいえ夜中に起きて出ていくのはつらかったと思います。たとえタクシーといえども夜中に外に出るという危険を伴う出勤もなくなり、またタクシー代の経費はまったく掛からなくなりました。病院としては2交代制になり、シフトが組みやすく連休を与えられ、夜中の外出がなくなりタクシー代は削減され、看護師の身体的負担も軽くなるという良いことずくめです。患者としても、就寝のあいさつと、翌朝のあいさつが同じ看護師からなされることで安心感があります。

2交代制にしてしまうことで看護師が辞めてしまうことを恐れ、なかなか改革できないでいました。しかし実際は2交代制になったから辞めるという看護師は一人も出ていません。看護師の採用面接でも2交代制勤務を希望する人が多いことが分かりました。単科ではあるものの、超急性期、急性期、回復期、訪問看護もあり、いろいろな段階の患者を診ることができます。そのうえでどの部署で勤務したいかの希望を聞くと、業務内容よりも、2交代制勤務の部署を希望する返答が多いのです。業務内容より勤務形態で職場を選ぶ看護師が増えているのです。

病院から一方的に2交代制にしなさい、仮眠室はこれで我慢しなさいなどといっても、看護師は不満をくすぶらせながら仕方なく働くことになります。患者に満足してもらえる医療を届けようとするなら、まずは看護師が満足できて十分に力を発揮できる環境を整える必要があるのです。そうして初めて、患者に満足してもらえて看護師はやりがいを感じることができ、やりがいを感じれば離職へは向かず、もっと良い医療を提供しようと努力します。そして看護師がやりがいを感じながら働き続けることができるという好循環が生まれるのです。

さらに2交代制できちんと仮眠を取るための業務の効率化も実現しました。昼間はどうしても忙しく夜勤の看護師に事務的な負担がかかっていたのですが、本来は夜勤のときは仮眠を取らなくてはいけません。そこで夜勤の業務の一つに翌日の配薬のセッティングがありましたが、それを薬剤科に依頼しました。薬剤科からは配薬しやすい容器を新しく購入するという条件で了承を得ました。また看護師が聞き取りをしていた患者のアレルギー情報は、かなりの時間と手間がかかっていたため栄養士に了承を得たうえで依頼しました。業務改善や効率化のためには、新しく物品を購入したり他部署に協力を仰いだりして、実現させるための仕組みづくりが重要です。

改革のためにはヒト・モノに先行投資する

職員の働き方改革のために何かをしようとする場合、成功するかどうか分からないものに投資するのには抵抗があります。しかしヒトとモノに先行投資して環境を整えてからスタートすると改革はうまくいきます。よく眠れる仮眠室の環境、薬剤師が仕事をしやすい配薬カートは必要な先行投資なのです。先に環境が整えられれば、職員は大切にされていることを実感するはずです。

その先行投資を惜しんでいては改革は進みませんし、最初から改革もできません。十分な準備をしないで改革しようとするから途中で頓挫するのです。赤字のときはあるモノを使って、工夫し、お金はいっさいかけないという指令のもとにいろいろと新しいことをやろうとしましたが、やはりうまくいきませんでした。

モノと同時にヒトにも先行投資が必要です。人員不足を指摘されそうなら、あらかじめ人員を増やしてから改革をスタートさせることです。ＩＣＵ（コロナ専用病棟）をつくることができたのも、２０２０年から2年間で看護師を増員してきたからです。人員を増やして初めて、２交代制や業務効率化などの働き方改革ができたのです。医療は人が主体となる業種なので、ヒトに対する投資は病院経営において最も重要な位置づけです。

法的に決まった人数がいれば十分、辞めたら補充すればいいといっても募集しても簡単に採用することはできず人員を補充するのにも時間がかかります。ほかの職員の負担が重くなると疲弊し、辞める気がなかった職員もボーナスをもらったら辞めると言い出します。必要な人員がいなければ何かをやりたくてもできません。

改革は一朝一夕になせるものではなく、準備をしておいてチャンスが来たらそのタイミングを逃さないことです。改革を実現させるために大切なことは、前もってヒトとモノを準備し環境を整えてからスタートを切ることなのです。

第4章

レントゲンフィルムの電子化、紙カルテの廃止、オンライン診療の導入

非効率な業務を洗い出し ＤＸで業務を効率化

業務効率化をしなければならない最大の理由

業務の効率化といえばＤＸという言葉が浮かぶほど、病院のＤＸは一般的になりました。しかしまだまだ医療現場ではＤＸが進んでいないのが現実です。厚生労働省の「医療分野の情報化の推進について」という調査によると、電子カルテシステムの普及については２００８年は一般病院の平均が14・２％でしたが、２０２０年には57・２％に上昇しています。病床数別に見ると病床数の多い病院ほど電子カルテシステムが普及しており、私の病院と同等規模の２００床以下の病院では２０２０年時点では48・８％と、電子カルテを活用できているのは半数以下にとどまっています。しかしいつまでも紙カルテの運用では、時間が経てば経つほどカルテの量は増え、カルテを探す手間や保管コストはふくらむ一方です。クセのある字で書かれた読みづらいカルテをいつまでも使っているわけにはいきません。一刻も早く電子カルテを普及させ院内に浸透させて業務の効率化を図らなくてはならないのです。

私の病院でも電子カルテをはじめとして業務のＤＸが遅れていました。そこでＩＴ推進室とともに、病院のＤＸを積極的に進めることにしました。業務の効率化の一番の目的は、時間外勤務を減少させ職員のＱＯＬ（Quality of Life）を上げることです。人件費が抑えられることは結果であり目的ではありません。ＱＯＬとは文字どおり「生活の質・人生の質」のことで、職員一人ひとりの人生が充実し満足するものでなければならないのです。ただ職場に来て目の前の業務を右から左へこなすだけでは、長くは続きません。職員自身が仕事を含む自分の人生に満足していれば、その職場で長く働きます。また医療は人が提供するものなので、提供する側の人生の質を上げることが、質の高い医療を提供することにつながります。

私の病院で取り組んだ業務効率化のためのＤＸは、電子カルテ、レントゲン画像のデータ化、音声入力による看護記録、そしてオンライン面会などです。さらにこのような標準的なＤＸにとどまらず、リハビリロボット導入やＡＩ活用などの先進的な分野にも挑戦しています。

電子カルテ化とレントゲン画像データ化の取り組み

私の病院は1971年に開院し、51年間のカルテは相当な量になります。電子カルテについては、2006年に一度電子カルテ化に取り組みましたが、途中で頓挫したままで紙カルテと電子カルテが混在していました。そこで2018年4月に電子カルテ委員会を立ち上げキックオフミーティングによりスタートしました。約半年から1年かけて紙カルテ運用を実質的に廃止し、電子カルテ運用へ移行させました。その結果、病院のどのパソコンからでも、患者のIDを入れれば受診歴や入院歴、治療過程からCT・MRI画像などすべての患者情報にアクセスすることができます。これまで入院患者とリハビリは電子カルテ、外来は紙カルテというふうに紙カルテと電子カルテが混在して複雑だった運用が、電子カルテで患者情報が一元化され業務効率は飛躍的に向上しました。また電子カルテは入力ミスによる医療ミスを防げる仕組みになっており、医師の負担軽減も大きなメリットでした。

電子カルテ委員会は院長、事務部門、医師や看護部門など10人ほどで、話し合いの内容により必要なメンバーを招集してディスカッションをしてきました。定例会は月1回といいながらも毎週集まったり、各部門でワーキンググループをつくり運用を話し合ったりしながら電子化を進めました。病院ですので医師や看護師全員に同じタイミングでルールや操作方法を周知することはできません。そのため部門ごとに話し合いをし、ルールを決めながら、すり合わせを何回も行い、その内容を部門長が各部門に指示していくという流れの取り組みで、電子カルテの運用を1年後に軌道に乗せることができました。

電子化の具体的なオペレーションとしては、委員会で決まったことを各部署で進め、実際に現場で使いながら問題点を解決していきます。現場で使いづらくて時間がかかり、勤務超過になるなどの不満を、委員会でどのように解決していくかを話し合い、ルールを決めるのです。それをまた現場におろし、また問題があれば委員会で解決してルール化する、その繰り返しにより電子化を進めました。大変だったのは、各部署でやりたいこと・やらなければいけないことが異なり、それらを包括したルールをつくらなければいけなかったことです。どの部門のどの業務にも支障の出ないように、話し合いを重ねながらルールづくりを進めていきました。

電子化の作業自体は、紙カルテの情報をサマリー化してまとめて入力したり、紙をスキャンして電子カルテに取り込んだりします。もともと紙カルテは、医師の書く診療記録とリハビリスタッフが書くリハビリ記録、そして入院記録に分かれており保管場所がバラバラでした。それらを集約してデータ化するのにも相当時間がかかり、1年に1回来院する患者もいるため、すべての患者のカルテの電子化に1年くらいはかかりました。

電子化でいちばん大変だったことは、操作方法だったと現場の職員から聞きました。委員会で決まったルールは、マニュアルをつくり周知することができます。ところが操作方法が把握できていなくて、入力できない・入力が抜けているなどという問題が頻繁に起きたのです。日勤のスタッフたちは自分たちの部署以外の部署とも連携を取りながら解決できますが、夜勤のスタッフたちはほかの部署の職員はいないため、いざ夜勤中にカルテに記録しようとしてもデータを入れられないとなるわけです。夜勤が終わっても病院に残り、日勤のスタッフに教えてもらって解決するしかありません。また看護師が医師から指示を受ける画面の操作にも慎重に時間をかけて取り組んでいました。

電子カルテは、ミスを防げることも大きなメリットです。外来の医師は1日40～50人の診療をします。外来患者の検査もありますし間に救急患者が入ることもあったりと、腰を据えてじっくりとカルテを確認したり入力したりすることができないのです。その点、電子カルテは凡例が用意され、よく似た薬剤名があっても入力ミスや用量を間違えることを防いでくれます。治療ルーティンはルール化され、個別の細かい治療内容を入力すれば全体の治療の流れが作成できます。また画像オーダーでは、体内に金属は入っていないかのアラートが複数回表示され、人と電子カルテでミスを二重にも三重にも防ぐ仕組みになっています。

紙カルテと電子カルテ運用が混在していた移行期は、CT・MRI画像のオーダーは電子カルテ、入院患者は電子カルテ、外来患者は紙カルテでした。つまり患者が入院していたときの記録は電子カルテにあり、退院後の通院の診療記録は外来の紙カルテにあるのです。患者の情報を知るためには、紙と電子の両方のカルテを開かなければいけませんでした。

今はカルテを開けば初診から入院、入院中の栄養記録や看護記録、退院後の受診履歴とそれらに伴うCT・MRI画像と検査結果、そして脳神経外科にとって重要なリハビリ記録まで、ありとあらゆる情報が電子カルテに網羅されています。一人の患者のカルテ情報は膨大になるため、一元管理されることにより業務スピードが飛躍的に向上しました。

電子カルテ同様に、レントゲンフィルムの画像データ化にも取り組みました。病院は1971年に開業し、レントゲン画像の電子化をスタートしたのは2009年10月でした。それまでの38年間はレントゲンはフィルムで運用していました。そのため38年間分の膨大なレントゲンフィルムを、院内の倉庫と外部倉庫に保管し、倉庫費用は年間500万円にものぼっていたのです。レントゲン・CT・MRI・エコー画像もすべて電子化し、倉庫代の年間500万円は丸々コスト削減となりました。

保管費用だけではなく、膨大な量のレントゲンフィルムから一人の患者のフィルムを探し出す手間と労力の人件費は算出したことがありませんが、相当なものです。医事課の業務効率は良くなったというより、本来の業務に集中できることにより効率化されました。

探してもなかなか見つからない場合、探している当人の精神的負担も大きく、実際に事務職員は人知れずつらい思いをしていました。そのような苦労がなくなったことで、職員の精神的負担は軽くなりました。

負の遺産をゼロかプラスにするには想像以上のマンパワーが必要です。本来の業務にプラスして電子化の作業をしなければいけません。時には単調な作業の繰り返し、時には複雑な作業でなかなか進まないこともあります。しかしどこかで誰かがやらなければ業務の効率化はできず残業を減らすことはできません。カルテとレントゲンフィルムの電子データ化は、現場の職員たちの地道な努力とチームワークのおかげで実現しました。

スマートフォン音声入力による看護記録で業務効率化と残業時間削減

看護師の業務効率化の一つである音声入力による看護記録は、業務効率の飛躍的な向上にとどまらず、印刷物の削減による感染リスクの抑制や、残業時間の削減という大きな成果を生みました。業務効率化により患者に寄り添う時間が増え、看護師の仕事への満足度は上がりモチベーション向上にもなったのです。

看護師の業務については、申し送りや看護記録のための時間外勤務が当たり前のようになっていた慣習を改め効率化を進めました。申し送りや入院患者の看護記録に多くの時間を割いていることに目をつけ、この時間を削減できないかと始めたのが音声入力でした。

アミボイス（AmiVoice®）というアプリを使い、スマートフォンに向かってしゃべった内容が、スワイプ操作（画面に指を触れたまま動かしたい方向に指をスライドさせる操作）によりパソコンへ即時に送られます。2020年1月に導入しましたが、スマートフォンの台数の整備が追いつかなかったこともあり普及しませんでした。大きく前進したのは2021年5月に新型コロナウイルス感染症のクラスターが発生したときです。病室の中の物をいっさい外に持ち出せなくなり看護記録を音声入力することになりました。これにより飛躍的に業務が効率化され、アミボイスは看護師の間でほかの病棟でも広く使われるようになりました。

良かったことは看護記録に費やす時間を短縮できた分、残業時間が減っただけではなく患者と接する時間が増えたことです。コロナのクラスター発生で必要に迫られてではありましたが、長年続けてきた業務フローを変更することに難色を示していた職員もITに慣れるといった二次的な効果も生まれました。

2020年1月にスタートした最初の音声入力は、デスクトップパソコンにマイクを接続し看護記録を電子カルテに入力するというものでした。看護記録はいつも後回しになり残業で対応していたため、少しでも入力の手間と時間を省き残業時間の短縮につながることを期待しての導入でしたが、このシステムは、導入したデスクトップパソコンが1台だけだったことと、特定の看護師だけが取り組み、ほかの看護師は従来どおりキーボード入力を続けていたため普及には至りませんでした。

次に、デスクトップパソコンではなくスマートフォンからの音声入力による看護記録システムの運用を始めました。これは2019年の厚生労働省の補助金事業として、公益財団法人日本看護協会が実施している看護業務の効率化先進事例アワードで奨励賞を受賞した聖マリアンナ医科大学『ナースハッピープロジェクト（NHP）～音声入力による記録時間の削減～』の取り組みを参考にし、同病院からアドバイスも受けながらの運用でした。スキマ時間に音声で記録する方法で、トイレ介助の待ち時間にはトイレに来た時刻と排泄量、病室では患者の名前と計測時刻、体温をその場でスマートフォンに向かってしゃべります。ほかにもエレベーターや廊下、検査への付き添い時など「スキマ時間」にさっと音声で入力するものです。その場ですぐに記録が取れて、データは入力された記録ごとスワイプするだけで電子カルテに取り込まれます。従来はいったん紙に記録したあとナースステーションに戻ってパソコンから入力していたため、音声入力では大幅に記録に割く時間を削減することができました。
問題は、患者の目の前でぶつぶつとスマートフォンに向かってしゃべることに看護師が抵抗感をもったことです。加えて紙の記録にすっかり慣れていたこともあり、病院全体への普及には至りませんでした。

当初から音声入力を最大限に活用したのは救急外来です。患者が運ばれて来たときに時刻、救急車の詳細、人数、検査内容、血圧などの状況をいったんその場で音声入力しておきます。あとはスマートフォンから記録をスワイプしてパソコンの電子カルテに送信するだけで救急記録を取れるようになりました。救急外来では1人処置が終わるたびに記録を書いてから、次の患者へ対応するということはできません。いつ患者が運ばれてくるか分からない状況で万全の体制で待機しておくためには、スキマ時間に看護記録が取れる音声入力はたいへん有効です。救急外来の看護師は音声でメモをできることの便利さを実感しています。

その後2021年5月に新型コロナウイルス感染症のクラスターが発生しICU（コロ

ナ専用病棟）からナースステーションへ自由に往来ができなくなり、音声入力の活用が一気に前進しました。

感染防止のため医師と看護師は病室の前でフルPPE（Personal Protective Equipment 個人防護具）を装備して部屋に入り、部屋を出る前にPPEをすべて脱ぎます。病室の中の物はいっさい外に持ち出すことはできないので、看護記録に困ったのです。病室内苦肉の策として看護帳票を2枚印刷し1枚を病室の中に持ち入り記録を追加して、病室の廊下側の窓に貼り付けます。さらに廊下から記録を見てもう1枚の帳票に書き写し、さらにナースステーションで電子カルテに記録を入力するという作業をやっていました。このときはレッドゾーンである病室とグリーンゾーンにあるナースステーションとの往復が頻繁になることで感染リスクが広がることが懸念されました。聞き忘れたことがあれば再度フルPPE装備で部屋に入り話を聞いて、出る前にPPEを脱いでという大変な手間でした。

このときコロナ患者の看護記録に音声入力は使えるのではないかと考え、病室で患者の容態を診ているその場でスマートフォンから看護記録を音声入力したのです。あとはスワイプだけで看護記録は完成します。感染防止のN95マスクのせいで正確に声を拾わず誤変換が最初は多発しましたが、音声入力はシステムのほうで話すクセを学習してくれるため誤変換も徐々に減っていきました。読点や句点、数字も正確に入力されます。スマートフォンの画面では、電子カルテにすでに送信したものと未送信のものとは色分けされているので、送信し忘れといった不具合もなく、看護記録の業務はどんどん効率化されていきました。またアミボイスは文字だけではなく、傷口の経過や投薬する薬の写真を電子カルテに取り込むことにも対応しており、看護記録業務はかなり効率が良くなりました。許可を得て患者の私物を写真撮影し、保険証やお薬手帳の写真データをすぐに医師や看護師が確認することができたので、事務手続きも滞りなくできました。一度レッドゾーンに入ってしまった物は、外に出してから72時間以降でなければ扱うことができないため、もしも写真データを使えなければ、事務が先延ばしされたり薬情報を得るのに手間取っていたりしたことになります。音声入力アプリは看護記録としてもメモ代わりとしても使え、確認忘れや記録漏れが減りました。特にクラスター発生中はガウンを着たりナースステーションと行ったり来たりするうえに、職員に陽性者や濃厚接触者が出て人員的にギリギリでした。また患者もクラスターとして隔離されて不安になっていたため、看護師が寄り添う時間が増えたことは良い方向に働いたと考えています。

一方で大変だったことは2つありました。1つはスマートフォンの台数をそろえることと、もう1つは無線LANが病棟をまたぐと途切れてしまったことです。クラスター発生は突然起こったので、必要な数のスマートフォンはまだなく、他部門から借りて台数をそろえました。今は全病棟に必要なスマートフォンの台数はそろい、快適に看護業務を行っています。無線LANはうまくつながらず病棟を移動すると途切れてログインし直さなくてはいけませんでしたが、すぐに無線LAN環境が改善されて病院内のどこにいても途切れることなくアミボイスを使えるようになりました。

業務の効率化により患者をケアする時間が増えたことは、患者へ質の高い医療を提供するとともに、看護師が仕事への満足感ややりがいを感じられるようになったことも大きな収穫でした。病室とナースステーション往復の回数が減ったことで身体的精神的負担も軽減されます。看護師の1人当たりの平均残業時間は、6・6時間（2週間）から2・8時間（2週間）に減り、看護帳票の印刷用紙は3万7000枚／月から2万4000枚／月へ削減されました。PPE着脱回数も減り、コストだけではなくディスポーザブル資材のゴミを減らすことにも貢献しました。

新型コロナウイルス感染症のクラスターという大きなピンチのなか、看護師たちが自主的に試行錯誤しながら取り組んだ結果、自分たちの看護業務の効率化につながったのです。

音声入力による看護業務効率化の一連の取り組みは、厚生労働省看護業務の効率化先進事例アワード２０２１でＡＩ・ＩＣＴ等の技術の活用部門で優秀賞を受賞する結果となりました。もちろん賞をねらっていたわけではなく、結果として得られた優秀賞ですが、看護師たちの苦労が報われ、仕事への誇りやモチベーション維持につながったことは私にとっても大きな喜びでした。

２種類のオンライン面会「待合と病室」「自宅と病室」を実現

新型コロナウイルス感染症のため、２０２０年以降インターネット会議システムによるオンライン面会は病院のみならず老人ホームなどでも実施されるようになりました。私の病院でもオンライン面会専用室と病室をつなぐ形で「待合と病室」のオンライン面会を実施し、次に「自宅と病室」をつなぐオンライン面会が可能になりました。新しい取り組みは途中で問題が必ず発生しますが、部門間の連携により改善していきながら、患者と病院双方に多くのメリットをもたらす結果となりました。

原則面会禁止の状況で、患者と患者家族ともに不安を抱えていたのは私の病院だけの話ではなかったと思います。病院側の問題としては、看護師による患者家族への対応が煩雑化し看護師の時間的負担や精神的負担も大きくなりました。写真・動画を撮影して患者家族へ送ったり、家族からの病状説明や問い合わせが増えたりして時間外勤務の要因の一つとなっていたのです。家族から患者の病状についての電話はどんどん増えていき、1回15～30分の電話対応が1日に少なくても4件あり、ほかの看護業務へ支障を来していました。

そこで最初の取り組みとして、1階のロビーにオンライン面会専用室を設け、患者家族に来院してもらい「待合と病室」のオンラインで面会してもらうことにしました。私の病院は高齢者の入院患者と家族が多いため、自宅と病室とをインターネットでつないでもらうことは困難だったからです。一定の成果はありましたが、家族も高齢であることから、使い方が分からないため来てほしいという問い合わせの差し込み業務が入るようになったのです。それにより予定業務がずれ込みはかの患者を待たせることが問題となりました。

またオンライン面会の予約を受ける電話の予約業務が新たに発生しました。病院まで出向くことができない患者家族へは、依然として電話対応や動画送信などの業務をしなくてはいけなかったのです。

次に病院のオンライン診療の予約システムをオンライン面会の予約に流用できないかと検討したところ、システム会社からも問題なしとの回答をもらいました。既存のオンライン診療システムにより、予約とオンライン面会を実施することになりました。家族にはオンライン診療の専用アプリをダウンロード後にアプリから面会予約をしてもらいます。病院の環境整備としては、院内無線ＬＡＮのアクセスポイントを増やし、オンライン面会用のタブレットも台数を増やしました。マニュアルづくりや看護師へのトレーニング、ホームページでの告知など万全の体制を整えての運用スタートでした。こうして「自宅と病室」をつなぐオンライン面会が可能になりました。

２０２０年2月に面会禁止となり、5月1日には患者家族からの予約受付をスタートさせました。スピードの速さの要因は、既存のオンライン診療システムを使ったこと、環境整備を即実施したこと、そして看護師同士の連携と他部署からの協力を得られたことです。

家族からは、看護師を通すことなく本人から直接元気だという声を聞くことができて満足しているという声をたくさんもらいました。遠方にいる患者家族からも気軽に面会を申し込んでもらうことができ、これが非常に喜ばれたのです。面会により患者は治療に前向きになり、発語が増えたりリハビリへのモチベーションが上がったりする効果が見られています。患者のこのような変化は、看護師にとっても仕事のやりがいへとつながるものです。

予約業務がアプリにより自動化されたことで、看護師の業務はさらに効率的になりました。予約機能により家族に伝えたい情報がまとめられ、計画的に準備ができるようになったからです。オンライン面会は、患者家族と看護師とのコミュニケーションツールとしても役に立っています。また、オンライン診療システムを使えない高齢の家族については、患者支援センターが待合と病室をつなぐオンライン面会の電話予約業務を担うことになりました。

患者の様子を伝える家族への電話対応は1日多くても1件に減少し、一連のオンライン面会の取り組みは、厚生労働省看護業務の効率化先進事例アワード2020のＡＩ・ＩＣＴ等の技術の活用部門で優秀賞を受賞する結果となりました。

２０２１年に沖縄県から北海道を旅行中に倒れ、私の病院に運ばれて入院した患者は、家族はコロナ禍で北海道に来ることも許されず、オンライン面会のシステムを使い、医師から家族への病状の説明もできました。地元だけではなく他府県の患者を受け入れたときも対応できることを経験し、患者、家族、そして看護師・病院の三者をつなぐツールとして非常に有効であることを実感しています。

オンライン診療をやってみて分かったこと

オンライン面会の元になったオンライン診療システムというものがあります。名前を「ＣＬＩＮＩＣＳ クリニクス」といい、２０１９年12月にはシステムを構築しオンライン診療をスタートさせていました。結果としては現在のところはそれほどオンライン診療は私の病院の患者に浸透していません。なぜなら脳卒中を起こすような65歳以上の年代の患者にとって、スマートフォンやパソコンからオンライン診療を受けることは、こちらが考える以上にハードルが高かったからです。またクレジットカード決済への抵抗も高齢者にはありました。これらはやってみて初めて分かったことです。

オンライン診療システムは、患者が専用アプリから予約を行いオンラインで受診できるシステムです。患者はオンラインで診療と薬の処方を医師から受け、服薬指導を薬局の薬剤師から受けることができます。その後、処方された薬を自宅で受け取るという流れです。

私はクリニクスを開発した担当者から話を聞いた際、これからは世の中にもオンライン診療システムは必要とされて伸びるので私の病院でも必要だと感じました。そこでコロナ禍になる以前の２０１９年12月にスタートしたのです。

オンライン診療システム導入の際には、病院のＩＴ推進室で議論し該当する外来部門を中心に意見をまとめました。クリニクスはおもに診療所のオンライン診療で実績があり、病院での実績は少なかったため、開発会社との意見交換やテストを繰り返しながらシステム構築を行いました。そして実際に、オンライン診療をスタートさせました。コロナ禍になったときにはすでに導入済みでしたので、オンライン診療はすぐに展開できました。

近い将来、今の50代や60代前半の人たちが高齢者へとシフトしたときには、オンライン診療に対する抵抗はなく、かなり広まるはずです。

膨大な事務作業を担う管理部門の業務効率化

オンライン面会やオンライン診療などの新しい取り組みは、管理部門の支えがなくては実現できません。その管理部門の業務の効率化も課題でした。扱う書類の量は膨大で、非効率的な業務プロセスになっていたため見直しを実施したのです。すべての業務を洗い出した結果、稟議プロセスの簡略化と複数の部門間での同一業務見直しをすることになりました。

稟議書の数は相当なもので、私が２０１８年に赴任した当時、１日10枚以上次から次へと回ってくる稟議書の確認と捺印に１時間ほど時間を割いていました。職員の休暇申請から高額な医療機器の稟議まで、さまざまな稟議書を同じルートと手順で回し承認を得ていたのです。

稟議は大きく分けて物品の購買と会議の議事録の２つがあります。物品購買の稟議の都度承認を受けるという形式をやめました。次年度の購入分の予算申請をまとめて上げ、それを予算委員会で承認する形式に変えました。例えば新規の医療機器や備品は、該当する部署が予算委員会に出て、購入理由や購入後の効果についてプレゼンをして申請します。予算委員会に出ている部長や役員に承認されれば次年度に購入ができて、承認されなければ次年度に再度申請を出します。

年度が4月～翌3月ですので予算申請の締め切りである1月末までに、稟議書に企画書や物品のカタログと見積書も添付して申請を出してもらいます。各部署からの稟議を総務課でとりまとめをし、2月に予算申請委員会が開かれ、起案者が稟議のプレゼンをして委員会で仮決定をします。予算委員会で情報を共有し、管理職や役員が話し合いのうえ買う買わないの判断をするようにしました。6月に決算が出た段階で正式決定となります。

会議の議事録の稟議に関しては、すべての会議の議事録を病院内のイントラネットで公開することにしました。職員は、いつ、どこで何が話し合われ、どんなことが決まっているのかを他部署のものも病院全体のことが分かるようになりました。課長以上が出席する会議も役員会議も、すべての内容が病院全体に浸透するようになったのです。もちろん予算委員会の議事録も公開され、職員全員に病院の予算情報が行き渡るようになりました。

予算委員会という話し合いの場を設けたことにより、稟議書について知らないふりをしたり、誰が承認したのかが分からないといった無責任なトラブルはいっさいなくなりました。稟議をするときに本当に購入する必要があるのかという強い意識と責任をもち判断をしたうえで承認するようになりました。突発的な購買は紙の稟議書を上げてもらっていますが、捺印欄は7カ所くらいから「起案者・所属長・管理部長・理事長」と半分ほどに減らし、1週間かかっていた承認が翌日か翌々日には決まるようになりました。日々回ってくる稟議の数は7割減にまでなり、議事録はすべてイントラネットで職員に瞬時に公開され病院全体に浸透するようになりました。

また長い病院の歴史のなかで、長年の部門間のコミュニケーション不足により、非効率的な業務が発生していることが分かりました。コミュニケーション不足と一言でいっても、問題を解決するのはそう単純ではありません。外部から招聘されしがらみのなかった私が間に入り、お互いに言いたいことを言わせて納得させ、解決に至りました。

具体的には医事課と総務課各々で、患者の入院費（自己負担金）の未収金管理をやっていました。医事課ではレセプトで請求が発生するところで売上を計上し、総務課では入金を確認して売上を計上します。お互いに同じような帳票で同じ業務を、知らないで2カ所でやっていたのです。そこで一つの帳票を使いイントラネットで情報を共有することにしました。同じデータを2度入力することはなくなり、ミスを防げるようにもなりました。また特定の職員に偏っていた業務を、複数名で行う体制にしました。すると時間外勤務の減少や、職員不在による業務の滞りも解消されました。

大切なことは、今やっている業務は本当に必要なのかどうかという業務の棚卸しを随時実施することだと思います。長年積み上げてきたもののなかには今の時代に合わない不要な業務もあり、不要と判断したものは削除したところ、全体の書類の数は6割減になりました。

これからは新規事業など新しい業務も増えます。事業が拡大するということは人員が増えるということです。人が増えれば管理部の業務は確実に増えます。随時見直して減らせるところは減らしていたから、クリニックや介護の新規事業立ち上げにも対応できたのです。もしも見直しをしないで業務がどんどん増えるだけになっていれば、職員は疲弊し退職者が出ていた可能性もあります。

病院の管理部門は膨大な量の事務業務を担っています。今やっている業務は必要なのか・不要なのか、やるべきか・やるべきではないのかを常に考えて更新していくことが、部門としての責任です。業務が増えれば職員の負担が重くなり、職員の負担を減らし長く働いてもらうためにも業務の見直しと更新は必要なことなのです。

ヒューマンリソースの有効活用

医師の働き方改革は国を挙げて取り組むことになり、２０２４年度には時間外労働時間上限規制が年間９６０時間を超えると罰則が付くようになるのは周知のとおりです。２０１９年に厚生労働省が実施した調査によると、年間の時間外勤務が９６０時間を超える勤務医師の割合は37・８％でした。私の病院でも例外ではなく、医師の時間外勤務の多さは早急に解決すべき課題として取り組むことにしました。

２０２４年の働き方改革を見据え、２０２２年度より医師の労働時間は時間外勤務を含めて連続28時間以内のルールを設けました。従来は当直の際は朝8時に出勤すれば翌日の夜に退勤するのが通例でした。これを変更し遅くとも翌午前中には退勤できるように勤務体制を整えました。患者の健康を預かる医師は、心身ともに健康であることが必要であるにもかかわらず、これまで対策が施されなかったこと自体が間違っていたと考えています。

私は20年ほど前にアメリカでの病院勤務を経験しました。そのとき驚いたのは、彼らは手術の途中でも時間になれば手術室を出て退勤することでした。術後はそのあとにシフトで入る医師が診ます。手術を含む業務のすべてが属人化されていないので、どの医師が診ても同じレベルの医療を提供できる体制になっているのです。今思えば日本は相当遅れて、やっと医師の時間外労働が見直され罰則が設けられることになりました。

働き方改革というのは、医師の労働時間を減らしたり、医師の数を増やしたりするだけではありません。経営資源であるヒューマンリソースも有効活用しなくてはいけません。私の病院では他病院からの非常勤医師が多く、外来がすいていたら持ち場を離れてほかを手伝うなどの契約外の仕事を依頼することができませんでした。それはつまり人材を有効活用できていないことになります。そこで私は常勤の医師を増やし、医師同士が協力し合える体制を整えました。同時に世代交代もさせて機動力のあるフットワークの軽い医師を増やしました。すると外来患者の数が増えたり手術が長引いたりした場合、手の足りないところに応援に入れるといった医師が増え病院全体の機能がスムーズに回るようになったのです。

病院で医師を採用をするにあたり重視したことは、うまくコミュニケーションを取れてほかの医師たちと同じ方向を向いて働いていけることです。それぞれいろいろな病院で働いていたわけで、急に私の病院の方針に従ってくださいというのも無理な話だというのは承知しています。しかしいずれ病院の理念に共感し、やがて同じスピリットと同じベクトルをもってコミュニケーションをうまく取りながら協力して病院を支えていってくれることを期待しています。また病院への愛情をもっている人たちが集まることにより、患者へ提供する医療の質も高くなると考えました。

お互いを理解し合いサポートし合いながら、言われなくても気づけば自主的に動く、そんな医師の集団を求めています。決して個性をつぶして仕事をしてほしいといっているわけではありません。本音で話せばぶつかることもあります。それが悪い関係に向かうのではなく、切磋琢磨し合いながら建設的に話し合えて良い関係を築ける医師集団です。

2024年の働き方改革に向けて、胸を張って働く医師をさらに増やし、現場の医師が信頼関係を築きお互いに協力し合いながら仕事をすることが必要なのです。

リハビリロボット導入で期待以上の効果

脳卒中患者の回復はリハビリにかかっているといっても過言ではありません。その重責を担うリハビリスタッフの精神的および肉体的負担は、想像以上に大きいのではないかとかねてから私は感じていました。負担が大きく問題を抱えていれば、仕事を続けていくことは難しくなるスタッフも出てくることも予想されます。そこでリハビリロボットを導入し、職員の負担軽減と患者へのリハビリ効果向上をねらいました。結果は期待以上の効果が出て、患者の回復スピードは速くなり、職員のやりがいと仕事への満足度も向上しました。

リハビリ部門は理学療法士45人、作業療法士41人、言語聴覚士21人の計107人がいます。うち介護事業部へ7人と関連病院へ8人が出向しています（2022年4月21日現在。育児休暇中のスタッフを含む）。イノベーションを創出しようという意識の高いスタッフが多く、リハビリロボット導入に際しても積極的に勉強会へ出たり、自主学習を進めたりしてくれました。患者のリハビリは毎日あり、1日に107人中3分の2ほどのスタッフが平日土日ともに出勤しています。私の病院は病床数144床で稼働率は約9割です。入院患者のうち9割はリハビリ適用なので、1日に110人前後の患者がリハビリで歩行や作業、言語などの訓練を実施しています。1人のリハビリスタッフは1日に患者6～9人のリハビリを行います。

リハビリロボットには天井から患者を吊り下げて電気刺激により筋肉を動かし歩行させる、トヨタ自動車株式会社の「ウェルウォーク」を導入しました。三次元的に患者の歩行解析をしながら重心の傾きをリアルタイムで算出します。ロボットは疲れることがないため、最初から最後まで同じ負荷を同じペースでかけ続け、歩行運動には非常に適しています。

導入に向けての準備として、トヨタ自動車と共同開発をした藤田医科大学へ行って導入前の研修を連続3日間受ける予定でしたが、コロナで現地での研修は中止になりました。そこでトヨタ自動車や介護用品のパラマウントベッドなどの医療介護機器を扱う企業が中心となってやっている「ウェルウォーク研究会」が全国各地で開催されており、これに2021年から参加しました。研究会には未導入の病院も参加でき、導入の症例を聞いたり参加者同士で意見交換をしたりできます。

また導入済みの他病院の理学療法士を講師に招き、導入に際しての講義をしてもらいました。病院内ではウェルウォーク班をつくり使用方法の議論を重ね、準備をしました。半年間の準備期間を経て2021年11月に導入し、稼働をスタートしました。それに伴いトヨタ自動車の担当者を病院に呼び丸2日間の研修を実施しました。具体的には、リハビリロボットを使うリーダー2人を中心に、機器の理論や使い方のアドバイスなどレクチャーを受け、事前にもらっていた自己学習の資料と併せて勉強し、研修を受けたあとテストに合格して免許を交付してもらいました。リハビリスタッフたちはもともと注目していたロボットに興味津々であり、多くのスタッフが使ってみたかったと考えていたので、スムーズに導入することができました。

実際に患者に使用してみると、スタッフの負担が軽くなり、かつ患者の歩行量が増えるという予想以上の効果を得ることができました。スタッフの視点からいえば、1人の介助で重症例患者でも歩行訓練が出来ることは大きなメリットです。立つことがやっとの患者のリハビリは、両足に装具を着けて2人のスタッフが両脇を抱えて歩行の介助をしていました。しかしウェルウォークを使えば、患者の身体が吊るされ膝が折れないように補助されて歩行ができるため、スタッフの介助は1人で十分です。若いスタッフでもロボットの研修を積めば重症例患者の介助を行えるようになります。しかも抱きかかえるときのような力は必要なく、以前は汗だくになって介助していたスタッフの負担はかなり軽くなりました。

スタッフとしては、患者に満足度の高い訓練を提供できているという実感があり、やりがいにもつながっています。

患者の視点からいえば、明らかにロボットのほうが歩行量が多くなりました。身体が吊るされ両足に装具を着けるため、両脇を抱きかかえられる精神的負担はなく、膝が折れ曲がり倒れる危険もありません。普段できない歩行練習がたくさんできるのです。痛みが出るかなと心配していた患者もいましたが、そのような不具合も今のところ報告はありません。たくさん歩くことができれば、患者の満足度は高くなります。

実際にはロボットを使わなかったとしても最終的に歩けるようになる患者はたくさんいますが、早い段階から歩けるようになることは患者にとって自信になります。毎日なかなか成果が得られないものをやるより、やった感やできた感を実感できるという点で患者のメリットは大きいものです。

リハビリというのは、やはり患者にとってはしんどいものなのです。しかしロボットリハビリではやらされ感を払拭でき、自分でできている感が強くなるようです。これまで前向きではなかった患者も、リハビリに前向きに取り組めるようになるのです。

ウェルウォークの特徴としては、装具の装着が簡単に短時間で行えたり、一人ひとりの患者に合った難易度の設定を行えたりします。患者自身が歩行の様子を、正面・側面・真上の3方向からモニターでその場で見ることができます。さらにウェルウォークでは患者自身が歩行している様子の映像に身体の軸が線で表示され、自分がどこをどういうふうに修正すれば正しく歩くことができるかを視覚的に確認できます。この視覚的に患者自身が自分の歩行のことを分かるというのが重要な点です。これまでのように自分の歩行の録画を見ただけでは、正しい歩行をするためには、どこをどう修正すればいいかはピンとこないのです。しかし軸が入ることにより、右にどのくらいズレているとか、後ろにどのくらい倒れ気味なのかが分かるのです。ほかにも足が地面に正しく負荷をかけたときは正常音を、過重に負荷がかかればエラー音を鳴らしたり、歩いているその場で歩容の変化をフィードバックしてくれるため歩行訓練の効果がどんどん向上します。

リハビリには自己学習が大事です。患者自身が自分の歩行を学習するという点において、歩行を良くしていきたいと前向きになってもらえることも大きなメリットです。

さらに患者のモチベーションを上げる仕掛けとして、姿勢を正しく維持できればポイントを獲得したり、歩く距離に応じて東海道五十三次の宿場に順番にたどり着けたりするゲーム機能があります。目標達成へのモチベーションを向上させ、遊び感覚で楽しみながらリハビリが可能になります。リハビリは、患者本人のモチベーションが効果に大きく影響します。スタッフが声を掛けながら立ち上がったり歩いたりする淡々としたリハビリに比べれば、ゲーム感覚で楽しめるウェルウォークは、肩の力を抜いてリラックスしてリハビリができます。

スタッフの肉体的精神的負担の軽減と、患者のリハビリ効果の向上、そして患者のモチベーション向上という効果は期待以上に大きく、価値のある取り組みになりました。

AI（人工知能）の臨床医学への応用

「先端医療研究センター」の数ある研究テーマの1つに、「AIを用いた人の動作の定量解析」があります（ＡＩ：Artificial Intelligence　人工知能）。動作の解析をする場合、これまでは動画の１コマ１コマを実際に人が目で見て確かめ、マニュアルで印を付けていく手間が必要でした。この処理にＡＩの力を借りることで、人の手間を省き、迅速かつ安定した動画の解析が可能になるというものです。

脳卒中患者は後遺症として手足や身体の一部に麻痺が残ることが少なくありません。医師・看護師とリハビリスタッフは、患者の歩行や動作を直接、注意深く観察してリハビリの結果をフィードバックしながらリハビリプログラムを進めます。これまでは麻痺による歩行が麻痺になる前とどう違うのか、リハビリによりどのように改善されたのかを定量化することは難しく、正確なエビデンスを基に評価することが困難でした。

そこでＡＩの能力を借り、歩行の動画を撮影するだけで、関節の位置の動きを数値的に表して評価できるシステムを開発しました。従来のように人の関節にマーカーを装着し複数台のカメラで撮影するといった大掛かりな設備も必要ありません。歩行時の動画から関節の正確な位置をＡＩに判断させ、１秒間に30フレームを分析して関節の位置を追跡します。かかとや膝の上がり方や、左右のバランスなどを定量的に評価します。

この「ＡＩによる歩行時の四肢の動きの定量評価」をリハビリプログラムにフィードバックすることで、より効果的な改善判定や訓練項目の選択が可能になりました。また入院中のみならず、将来患者が退院後に自宅で歩行練習を撮影した動画でも同様に解析が行える利点もあります。

「ＡＩを用いた人の動作の定量解析」には、他にも新しい臨床医学応用の道があります。それは、顕微鏡手術の時の、医師の精細かつデリケートな指の動きを定量的に分析することです。例えば、顕微鏡手術で1ミリより細かい精度で血管をつなぐ医師のピンセットの動きを測定し、ぎこちなさなど無駄な動きがないかどうかを評価します。無駄な動きが多くないか、滑らかな指のさばきであるかなどを評価することにより、手術の技術を継承していくうえでの現役医師の手技の研鑽、さらには研修医のトレーニングとしても重要な解析データになるのです。

医療機関にとって、先端医療研究センターのような研究組織を置くことはとても重要と考えます。なぜなら、職員が自分たちは先端の医療に関わっているという意識をもつことにより、未来への高いモチベーションと希望をもって仕事を続けることができるからです。

研究は、明日すぐに病院の経営に貢献できるものではありません。しかし患者の診断や治療に将来大きな貢献をすると考えられる研究に対して、〝未来への投資〟をすることで、研究と臨床の両輪が噛み合って理想的な医療につながると考えています。

DXや新しい取り組みをうまく進めるために大切なこと

業務効率化のためのDXは、看護記録の音声入力、電子カルテへの移行やオンライン面会など病院の至るところで実現しました。ウェルウォークやFUS、AIによる解析などの新しい取り組みも課題をその都度クリアしながら前進しています。これらがうまくいったポイントは2つあります。1つ目は必要なモノには早期の投資をすること、2つ目は職員同士の良好なコミュニケーションをすることです。新しいITシステムを病院へ浸透させるために、職員から職員へ使い方を伝えながら業務改善していきました。このようなITツールに必ずしも皆が親和性がありすぐに操作に慣れるということはありません。ITに強く新しいツールでも使いこなすのが得意な職員もいれば、ITは苦手であまり使いたくないという職員もいます。ITへの理解度や親和性、つまりITリテラシーには個人差が大きいのが、病院のＤＸを阻む要因の一つとなっていると思います。

しかし苦手な職員がいるからといって彼らを中心に考えていては、ＤＸを推進することはできず、業務の効率化も望めません。そこで私の病院では、ＩＴへの親和性の高い職員から実践し、使い方を苦手な職員に教えて院内全体へと浸透させていきました。病院はシフト勤務のため職員全員に一斉にシステムの教育を受けさせることは不可能ですし、外部研修へ順番に受けに行かせることも現実的ではなかったためです。また病院独自のシステムは病院内で職員が中心になって構築していく必要があります。

ＩＴに強い職員から苦手な職員へ使い方を伝えるとき、大切なのは部門間の連携や職員同士のコミュニケーションがうまくいくことです。ＤＸが成功するかどうかは、職員同士の関係性がカギを握っているのです。医師・看護師・事務方がお互いにフラットに意見交換をできる関係でなくてはならないのです。

どんなに使いやすいＩＴの技術や便利なアプリも、上層部やシステム会社から言われるだけでは職員の間で広がりません。使うのは人であり、人同士のコミュニケーションによりＩＴツールは病院内に浸透していくのです。職員一人ひとりのＩＴリテラシーを高めるのは、職員同士のコミュニケーションにかかっています。業務の効率化をＤＸにより実現させようとするとき、システムに先行投資して環境を整えることが重要ですが、そのためには職員同士が円滑にコミュニケーションできる環境も不可欠なのです。

改革のあゆみ

2018年

・電子カルテ全面運用に向けて、電子カルテ委員会を立ち上げ
・北海道胆振東部地震発生　交通網遮断や停電のなか救急患者を受け入れ対応

2019年

・理念を「信頼と尊敬の医療」に刷新
・介護事業部にて通所リハビリテーション事業をスタート
・オンライン診療システム「CLINICS　クリニクス」の運用をスタート

２０２０年

・看護記録の音声入力「AmiVoice® アミボイス」の運用をスタート
・法人格「社会医療法人　柏葉会」として認可される
・医療資材のバーコードによる一元管理システムを構築
・入院患者ニーズにマッチさせるための病床再編
・インターネット会議システムによるオンライン面会をスタート
・３人の外国人技能実習生をインドから受け入れ
・手術用顕微鏡、神経内視鏡、血管造影装置など先端医療機器の設備投資を積極的に行う
・オンライン面会の取り組みが、厚生労働省看護業務の効率化先進事例アワード２０２０のＡＩ・ＩＣＴ等の技術の活用部門で優秀賞を受賞

２０２１年

・病院や各事業部を統轄する「法人本部」を立ち上げ
・看護記録の音声入力「AmiVoice® アミボイス」の本格運用
・脳血管病に対し世界水準の治療を提供するため「高度脳血管病センター」を立ち上げ

・新型コロナ感染症ワクチン接種専門「ワクチンセンター」を立ち上げ
・新型コロナ感染症のクラスターが発生　救急や入院がストップ
・医療法人白石中央病院と診療提携
・コロナ専門病棟ICU（Infection Control Unit 感染防御室）を開設
・ふるえや歩行のAIによる動作解析研究のため「先端医療研究センター」を立ち上げ
・病院の再診と脳ドックを中心とする「かしわば記念クリニック」を開院
・看護師の勤務シフトが3交代制から2交代制に完全移行
・ふるえ治療のためのFUS「MRガイド下集束超音波治療」を導入
・リハビリ歩行支援ロボット「ウェルウォーク」を導入
・看護記録の音声入力「AmiVoice® アミボイス」による看護業務効率化の一連の取り組みが、厚生労働省看護業務の効率化先進事例アワード2021でAI・ICT等の技術の活用部門で優秀賞を受賞（2020年と2021年、2年連続受賞）

2022年

・新型コロナ感染症ワクチン接種専門「かしわばワクチンクリニック」を開院

・フード事業部を立ち上げ、農家・農協との提携や食品ロスへの取り組みをスタート
・北海道のカーリングチーム「フォルティウス」のオフィシャルスポンサー契約を締結
・医師の労働時間に28時間以内（時間外勤務を含む）ルールを適用
・セカンドライフサポートのための加算退職金制度と、70歳までの雇用延長制度を同時に整備
・シーメンスヘルスケア株式会社とパートナーシップの調印
・法人本部ヘッドクオーター　アライアンスハブ開設
・職員食堂リニューアル
・第2回外国人技能実習生受け入れ　ミャンマーから3人
・トレーラーハウスでの発熱外来開始

第5章

時代に合わせた経営改革が持続可能な病院をつくる

病院のSDGs　不可能を可能にするために

医療行為は、高額な医療資材をどんどん消費します。病院ではCT・MRIの検査機器は大量の電力を消費し、ナースステーションでは蛍光灯とデスクトップパソコンとディスプレイが24時間消えることなく室温を上昇させています。

ただ医療関係者にSDGsや持続可能という言葉を使ってもなかなかピンときません。そこで私は病院のいろいろな機能を持続可能という切り口で考えれば職員にも説得力があり取り組んでもらえるのではないかと考えました。

医療現場では、検査や手術は最新で安全な技術と設備を使い、人の命をできる限り救い、そして24時間体制で仕事をしています。これは外から一見すると、輝かしく見える光の部分ですが、影もまた存在しています。例えば、医療行為の結果である大量のディスポーザブル資材や消費電力、それに薬剤や紙類などの廃棄物です。医療資材のゴミはそのほとんどを再利用することができません。医療は大量のゴミを焼却することによる環境負荷との交換で成り立っているのです。

環境負荷を減らす取り組みとしては、資材の在庫管理を徹底し必要なタイミングで必要な資材を分配することで配送の効率化を図りCO_2排出を抑えています。資材は環境に配慮されたものを使用しています。このような努力をしていても、２０１９年から２０２０年にかけて病院の廃棄物は増えているのが現実です。

このように医療という枠組みのなかで環境負荷の削減に取り組むのは限界があり、不可能なこともあります。そこで病院運営の枠組みを超えて、削減できない排出量を投資や活動で埋め合わせをするカーボン・オフセットという考え方のもとに事業や活動をしていくことにしました。カーボン・オフセットの例としては植樹活動による排出したCO_2の吸収、クールビズによる消費電力の削減、地産地消による配送CO_2排出の削減などがあります。そこで私たちはＳＤＧｓの取り組みとして、人を応援することにしたのです。

もともと北海道の農林水産業を応援したい思いがあり、まずは農家の人たちを応援することにしました。北海道のメディア企業である道新グループが北海道におけるＳＤＧｓの取り組みを推進するプロジェクト「未来ｓ（みらいず）」にも参画しています。高校生や大学生の若い世代が病院に来てＳＤＧｓへの取り組みを見学したり、私たちと意見交換をしたりしています。さらに医療資材の在庫管理や無駄づかいをなくす取り組み、それと看護師のライフワークバランスへの取り組みを見学してもらいました。

SDGs グローバルパートナーシップ 外国人技能実習生受け入れ

2020年11月に1回目の外国人技能実習生を3人受け入れました。2019年からインドに出向き面接をするといった準備をしていたため、コロナ禍でも実現することができたのです。3人はインドで看護師をしており、病院では脳卒中患者の介護技術の習得に日々励んでいます。私の病院では職員と同じ給与水準で働いてもらっています。実習生とはいえ職員と同じ労働時間と技能に伴った給与を支払うことは大切です。

受け入れに当たり、病院職員は出身国の文化や生活習慣を学びました。受け入れ後は業務だけではなく食文化の交流を通じてお互いの理解に努めています。実習生たちはとても謙虚に患者と接し、仕事に一生懸命取り組んでいて、その姿勢から私を含めて職員も学ぶことが多いと感じています。

高齢化の日本で介護を担う人材不足は深刻で、今後ますます人材不足の課題は大きくなります。そのため外国人技能実習生は、すでに日本で必要とされる人材となっているのです。外国人技能実習生の監理団体も私の病院が運営を任され、海外と連携をして「外国人の実習生を受け入れたい」と希望する札幌市内の医療機関へ紹介しています。監理団体は「K・（ケードット）」という名前に変更し、外国人でもすぐに覚えられるようにしました。

今後も外国人技能実習生の受け入れを増やし、実習生の技能向上と医療・介護の担い手不足の両方を一度に解決できる事業として位置づけ、また日本の優れた介護技術を世界に広めることが大切です。

将来的には医者も技術者も事務方も外国人がたくさん入ってくる病院となり、多様な文化と多様な価値観をもちながらも、信頼と尊敬の医療という共通の理念によってつながり一緒に働いてもらえれば、法人を成長させる糧になるのです。

SDGs 物品購入と使い切る責任

病院では多くのディスポーザブル資材を使用します。マスクやガウン、消毒綿や注射針などの医療資材を大量に消費しています。感染対策や衛生管理上必要なことではありますが、それを自覚し問題意識をもつことが必要です。そこで、ＳＤＧｓの取り組みとして医療資材を再利用することはできなくても、使い切ることで廃棄をなくし環境負荷を軽減させる取り組みをスタートしました。

ディスポーザブルの資材を使わないで医療行為を施すことはできません。しかし使い切ることはできます。以前は使用期限が過ぎたものが棚の奥に置かれたままになっていたり、他部署へ流用できるものをそのまま廃棄していたりしました。このような無駄を出さないために２０２０年４月から医療資材にバーコードを貼り付け医療資材の一元管理システムを構築したのです。在庫管理とともに各資材の使用期限を把握し使用期限内に医療資材を消費し、また各部署での使用動向を見ながら、法人内で資材の再分配を行い、使用期限切れで廃棄することが極力生じないようにしています。資材の有効活用は物流のコスト削減やCO_2排出削減にもなります。

資材を適切に管理し使い切ること、そして無駄な廃棄をなくすことは、持続可能な社会を目指すうえで病院のもつべき大きな責任の一つなのです。

SDGs 食品ロスの解消

先進国が大量の食品ロスを出し、環境へ負担をかけることが近年世界的に問題になっています。人々の食事が豊かになったことが光なら、食品ロスはその影なのです。日本の食品ロスの実態は、農林水産省の発表によると2020年度は522万トンで、前年より8％減少したものの1日あたり10トン大型トラック約1430台分の食品が廃棄されていることになります。食品ロスはせっかく育てた農産物や調理した食べ物を廃棄してしまうという無駄をわざわざ生み出しており、さらにそれを焼却するためのCO_2も排出しているとなると相当の環境負荷になります。

農場での食品ロスについては、東京農業大学が実習先である農業法人51社で「食品ロス＝収穫量－出荷量」と定義して調査したところ、2008年からの10年間は200万トン前後で推移しており、農作物廃棄の課題は解決していないことが分かりました。廃棄理由として規格外に育ったことや台風や豪雨の自然災害、または病害虫などが挙げられています。

北海道の農村は高齢化と過疎化が進み、農業を続けられない農家の農地や減反政策により作づけをしていない土地が多くあります。私にとって田んぼの風景は生まれ育った原風景であり、そのような雑草が生えた広い土地を見ると心苦しくなります。病院として食品ロス解消やカーボンオフセット事業のためにできることは何かを考えたとき、それは農家に農業を続けてもらえるように応援することでした。

具体的には、米農家と直接取引をすることにしました。これにより、米農家側は大きな納品先ができ、病院側は安定的にしかも市場よりも安価で米を提供してもらえる流通を確保することができました。また、北海道富良野市の野菜農家の廃棄野菜を買い取ることも始めました。その農家ではブランド野菜をつくり販売していますが、規格外の野菜はお金をかけて廃棄していたそうです。農家にとっては自分たちが丹精込めてつくった野菜を廃棄するのはしのびなかったはずです。廃棄していた野菜を病院が市場価格より安く買い取り、食品ロス削減につなげています。ほかには「飲もう!牛乳」を掲げた北海道食品消費拡大プロジェクトの応援もしています。

病院は毎日入院患者の食事を朝昼晩三食作り、職員の昼食も私の病院では毎日200人分以上を必要とするので、一定量の食材を必ず消費します。農家から見れば病院は毎日確実に食材を仕入れてくれる取引先にもなります。病院としては食材を安く仕入れられることもメリットですが、新鮮でおいしい食材を使った食事を患者や職員に提供し喜んでもらえることも、大きなメリットです。食堂運営だけで採算を合わせる必要はなく、それよりも患者においしいと思ってもらえる食事を提供して一日でも早く回復したりリハビリに励んだりしてもらえることのほうが大切です。医療を提供する職員の健康もまた大切で、職員食堂でおいしい食事を取り英気を養い、仕事に励んでもらいたいのです。

農家と病院双方がＳＤＧｓの取り組みによりそれぞれの価値を高め、同時にその取り組みが社会課題の解決となっていくと考えています。

「医食同源」でおいしい病院食を

「医食同源」という言葉のとおり、食事と医療はとても密接な関係にあります。医療は病気を治療し、食事もまた身体と心にも栄養を届けます。外科の病院では、手術をしたあとに良質なタンパク質を摂れるよう栄養価の高い食事を出さなければいけません。食材費を抑えたがために硬くてパサパサの肉を食べさせるような病院食などあってはならないのです。

そこで私の病院では医食同源を現実にするため、フード事業部を立ち上げました。患者と職員に心身ともに健康になれる食事を提供したり、食品ロスの取り組みを行ったりしています。

職員にも患者にもおいしい食事を提供したいという思いがあります。私は患者と職員の食事を預かる栄養科に食材費は気にせず、自らが食べて満足する食事を考案するように指示しました。それまで食費を少しでも下げるようにいわれていた職員は最初は戸惑ったようですが、まずは調味料を良いものにし、次に魚を新鮮で身が厚いものにし、そして肉を柔らかいものにといったように段階的に改善していきました。栄養科は、今では職員にも大人気の食事を作る部門となっています。職員食堂では低価格で昼食を提供し、職員用に無料の飲料自動販売機を設置しています。

食事は豪華である必要はありませんが、職員や患者が心身ともに健康になるためにはおいしいと喜んでもらえることが必要なのです。

時代に合ったヒト・モノ・カネの使い方でスマートメディカルへ

我々は長い間、大勢の医療人で高額な医療機器や資材を使い、朝も夜もなく働くことを良しとしてきました。朝から勤務して夜中も働き、夜勤が明けてもまだ外来診療を続けるという働き方は当たり前でした。しかしそのような病院のあり方を変えずに令和になっても同じスタイルで医療を提供し続けたため、ここにきて病院経営が行き詰まっているのです。ヒト・モノ・カネと時間を大量に消費する医療を続けていることに、今の医療界全体の行き詰まりの原因があるのです。

私たちが長時間労働を当たり前としていた時代に、アメリカはすでに持続可能への道を歩み、海外の医療はヒト・モノ・カネと時間を効率よく使うスマートメディカルの方向へ向かっていたのです。

時代の流れに遅れていては、若者は医療者になりたいとは思いません。そんな昭和的経営に何の魅力も感じないはずです。イノベーションの香りのしない業界に、人は集まらないのです。医師や看護師も、リハビリスタッフや事務方などの職員も、そして患者も集まらなくなります。

ヒトを大切にし、モノを共有し、カネと時間を有効に使うスマートメディカルを当たり前に実現させなければいけない時代なのです。

オンライン診療の未来の可能性

２０１９年12月にオンライン診療をスタートさせました。システムを導入して分かったことは、オンライン診療システムを導入する際には運用面を考慮する必要があるということです。なぜなら医師と看護師の働き方に大きく影響するからです。

例えば外来部門では看護師が患者にシステムの説明をしたりダウンロードの方法を教えたりする業務が新たに発生します。そして最も課題となるのは、診療時間です。オンライン診療のニーズがあるのは仕事が忙しく日中に病院に行けない30～40代、または小さな子どもをもつ母親たちで、時間帯は休日か夜間になります。そうなると医師の勤務シフトを変えるなど病院の仕組みをかなり変える必要が出てきます。たまたまコロナ禍では平日昼間でもオンライン診療のニーズはありましたが、本来オンライン診療のニーズは、休日や平日夜間なのです。患者に都合の良い時間帯は、医師にとっては都合をつけることが難しい時間帯だということがやってみて分かりました。

一方で発展性はかなり期待できます。世界的に普及すれば患者は国内のみならず世界中の病院から受診する病院や医師を選ぶことができます。特にセカンドオピニオンなどの自由診療では、海外の医師の診療を受けることも現実味を帯びてきます。国によって医療体制や法律は異なりますがさまざまな壁を突破できる可能性があれば、オンライン診療の可能性は無限に広がるというわけです。薬については、処方箋データを電子送信し、薬を患者の自宅近くの薬局で受け取るか送付するかなど対応は近いうちに可能になるでしょう。

国内でも、職場の近くのクリニックに通っていて次の予約が休日なら自宅からオンライン診療したいといった希望が出てきます。小さい子どもがいる場合、病院での待ち時間や薬を待つ時間がなくなれば、母親の負担は軽減できます。

今後、オンライン診療が広がり患者が世界中の病院から医師を選べるようになれば、これまでどおりの経営では生き残れない可能性が出てくる一方で、導入によって逆に選ばれる可能性が生まれるのです。

医師不足解消のため外科と内科が垣根を越えて

脳神経外科医不足が深刻化しており、多くの脳神経外科病院の持続可能性について疑問がもたれています。このソリューションへのポイントは2点あり、1つは脳神経外科と脳神経内科の診療連携、2つ目は脳神経外科の女性医師の獲得だと思っています。

脳神経外科や循環器外科では独り立ちの外科医になるまでに大変長い時間を要します。また臨時手術が多いために夜間や休日の呼び出しも頻回です。いわゆるライフワークバランスが極めて悪い診療科といえます。結果、この両科を希望する若手医師は激減しています。

現在では年間に北海道で脳神経外科を希望する専攻医は十名を下回ります。かつて多くの脳神経外科医で支えられていた脳卒中診療が風前の灯となっています。今後シニア世代の脳神経外科医の引退が増えてくると、一気に脳卒中診療は逼迫状態になることが予想されます。循環器外科と循環器内科は、協調して心疾患を診ることで危機を乗り切った好例と思っています。北海道では脳神経外科と脳神経内科は診療対象がまったく異なっています。これは歴史的に北海道ではほとんどすべての脳卒中患者は脳神経外科医が診て、脳神経内科は変性疾患であるパーキンソン病や多発性硬化症などを診てきたという経緯がありました。

しかし内科的な背景をもたない脳神経外科医が内科的な治療を行うには限界があります。またすべての患者が内科か外科のどちらか一方に線引きできるわけはなく、内科と外科の両方で治療していくことも必要でしょう。脳神経外科と脳神経内科が協調して脳卒中疾患を診ていく体制にすることが脳卒中診療を持続させるカギです。

離職している脳神経外科女性医師の登用が不可欠

脳神経外科医不足が解消され持続可能な病院になるかどうかの分かれ目は2点あり、1つは外科と内科の統合、もう1つは脳神経外科の女性医師を獲得できるかどうかです。

脳神経外科は女性医師の数が極端に少ないフィールドです。夜に呼ばれたら必ず来なくてはいけない、手術が始まってしまえば終わるまで、なんなら終わっても何時になっても帰れない、といったことを当たり前としてきた我々が反省しなければなりません。臨機応変に対応してこなかったことで今になって医師不足というツケが回ってきています。

社会課題でもある医師不足は、何かの理由で離職した女性医師を復帰させ雇用することで解決への道筋を立てることができるのです。

女性医師を登用するために、例えば妊娠中や育児中は、外来や検査を担当してもらったり、リハビリ専門医としてリハビリを担当してもらったりする勤務形態が考えられます。

女性が選択できない診療科は今後は医師不足により診療の維持が困難となるのは目に見えています。ヒューマンリソースの有効活用という面においても、外来や検査に入ってもらえる脳神経外科の女性医師を雇用できれば、医師・病院・患者の3者にメリットをもたらします。医師不足は解消され医師たちの負担が軽くなります。女性医師本人にとっても仕事に復帰できることにはメリットがあります。病院は働き方改革へ対応した診療の持続が可能となります。

働き方改革への取り組み

病院を持続可能という切り口で見れば、例えば職員自身も持続可能でなければいけません。時間外勤務が多ければ心身ともに疲弊し、病院にとっても人件費が増幅して経営を圧迫します。長く勤務するためには、心身ともに健康な働き方をしなくてはいけません。定時で退勤し休日は身体を休めて心をリフレッシュさせ、また勤務に戻るというサイクルがあればより良い医療を患者に提供することができます。そうすれば、職員自身も病院経営も持続可能になるのです。

医師の働き方改革については、試験的にA水準（時間外労働上限960時間／年）で診療を始めています。当院は2次救急指定病院ですので月に12回前後の2次救急当番日があります。医師の夜勤の回数を制限しながら救急体制を維持するには綿密な当番表の作成とマンパワーが必要となります。当院では夜勤が可能な医師が7人いますが、それでも体制を維持するのがぎりぎりの人数です。潜在女性脳神経外科医の現場復帰、前述した脳神経内科との協調、フレックスタイム制の導入などを駆使しなければA水準を持続させることが困難です。

2024年に多くの救急病院が制度を維持できずに救急からの撤退を表明することが危惧されています。持続可能な病院であるためにやらなければならないことは山積みです。

SDGs図表

取り組み	SDGs達成目標
働き方改革、女性医師登用	3
レジリエンス(ワクチン)	3、11、17
グローバルパートナーシップ(外国人技能実習生受け入れ)	3、4、10、17
イノベーション(先端医療研究センター)	9、10
未来s	17
物品購入と使う責任	11、12、15
フードロス	9、12、15、17

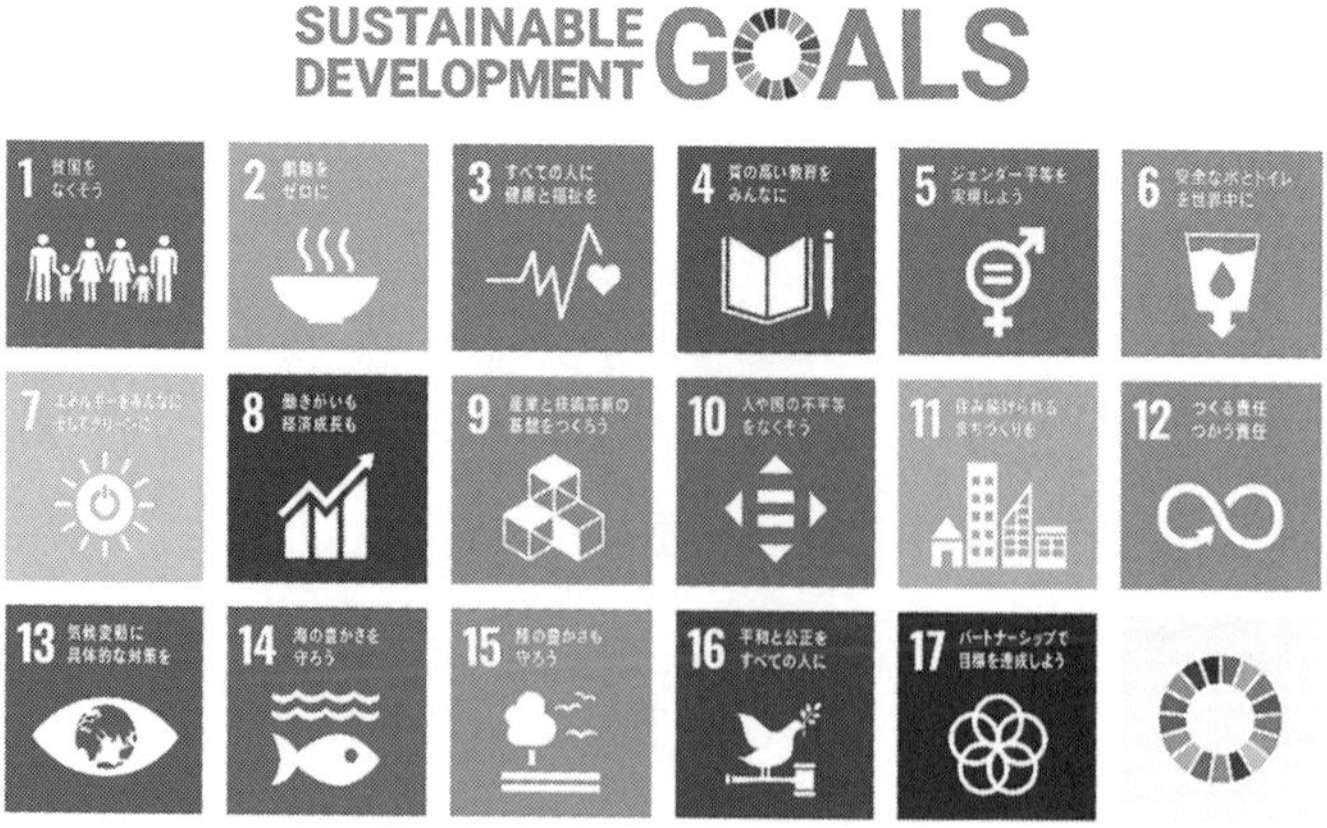
SUSTAINABLE DEVELOPMENT GOALS
1 貧困をなくそう
2 飢餓をゼロに
3 すべての人に健康と福祉を
4 質の高い教育をみんなに
5 ジェンダー平等を実現しよう
6 安全な水とトイレを世界中に
7 エネルギーをみんなに そしてクリーンに
8 働きがいも経済成長も
9 産業と技術革新の基盤をつくろう
10 人や国の不平等をなくそう
11 住み続けられるまちづくりを
12 つくる責任 つかう責任
13 気候変動に具体的な対策を
14 海の豊かさを守ろう
15 陸の豊かさも守ろう
16 平和と公正をすべての人に
17 パートナーシップで目標を達成しよう

※経済産業省「SDGs経営ガイド」

高齢化・過疎化でも医療を届ける未来のモデルケースに～ドイツのシーメンス社とパートナーシップ調印へ

2022年5月、シーメンスヘルスケア株式会社とパートナーシップの調印をし、これによりシーメンス社の最新の医療機器を長期間でリース契約できるようになりました。シーメンス社のような世界的大企業と北海道の単科病院とのパートナーシップは非常に異色の組み合わせで、先駆的な取り組みといえます。パートナーシップ実現に際しては、イノベーションの取り組みや、改革スピードといった機動力が先方から評価されるポイントになりました。

北海道は高齢化と過疎化では日本のみならず世界を先取りしており、やがてこの問題は日本各地に広がり、30年後は世界が直面する問題です。シーメンス社は自社のもつネットワーク機能を用いて画像の転送などの実装実験を北海道で行いたいと考えています。私の病院は高額な医療機器を更新できなくなった地方に医療機器ごとのパッケージで医療提供できないかを検討していきます。地域中核病院といかに共同しながら崩壊しつつある地域医療を支えることができるのかを考えていきます。DXを活用した最先端の医療がいかにして高齢化と過疎化の課題を解決できるのか、そのソリューションをシーメンス社とともに世界に発信することが責務と考えます。

新病院建設計画

日本で１９８０年前後に建てられた公立私立病院は今、老朽化や耐用年数の問題、耐震構造の問題から建て替えか新築移転かを迫られています。私の病院も例外ではなく、新築移転をすることが決まり２０２４年秋に竣工予定となりました。不動産取得税が免除されたことから近隣住民に還元するという意味でも、緑地とセットで土地を購入し地元住民の憩いの場となる公園を隣接地に設ける計画です。

新病院でも脳疾患の救急医療を診療の中心とし、一人でも多くの脳卒中患者を救うべく、脳神経・脳血管の専門病院として地域医療を担っていくことが大切だと考えています。

柏葉脳神経外科病院が今後30年間持続可能であるためには、以下の３つの要件が必要と考えています。１つ目は病院がレジリエンスであることです。災害時にも診療が継続できるインフラの整備はもちろんですが、治療を受ける患者のレジリエンス（回復力）を引き出す力を病院がもつことが重要です。新病院では（１）高い個室率・緑視率、（２）寄り添う看護を実現するナーシングホールとフリーステーション、（３）病棟をリハビリスペースとするアクティブリハビリテーション、（４）ワンストップスマートＥＲ（救急処置室）、（５）おいしい病院食等を実現し患者のレジリエンスを引き出します。新病院の病室からは札幌の山々の景色を楽しむことができます。職員食堂は最上階に配置します。また１階のリハビリ室は広大な病院緑地と隣接しており、患者の外でのリハビリを可能にします。医療者と患者を隔てるナースステーションという概念をなくし、広いナーシングホールでは患者さんに寄り添う看護やアクティブリハビリテーションを実践します。１階に配置されるワンストップスマートＥＲでは救急搬送された患者が最短の導線ですべての診断機器や治療機器にアクセスできます。分単位で予後が変わる脳卒中救急に対して少しでも早い治療介入が可能になります。

２つ目の要件は患者さんに還元できるイノベーションの発信です。拡張現実（ＡＲ）や複合現実（ＭＲ）を搭載した手術顕微鏡は患者に対して、より安全な手術を提供します。

麻痺や歩行障害の患者に対する動作解析に基づいたリハビリテーションの提供は患者の社会復帰に寄与します。ロボットリハビリテーションのみならず再生医療との連携で神経後遺症の克服に挑戦します。

3つ目はインクルーシブな病院であることです。人口減少社会を迎え、さまざまな人がさまざまな形で関わることができる病院づくりが重要です。ジェンダーフリー、エイジフレンドリーだけではなく、さまざまな人種や障がい者の方々が普通に働くことのできる病院を目指します。そのためには新病院ではさらなるDXが必要で、仮想空間を用いたカンファレンスや図書室の設置、アバターを用いた受付などが課題のソリューションに重要です。ネットワークの完備は新しい病院には欠かすことができない設備です。

DXで実現「どこでも電子カルテ」

病院の新築移転や介護事業の展開などもあり、病院での診療情報だけではなく、訪問や介護なども含めて一元管理できるネットワークシステムが今後は必要です。病院からでも介護施設からでも、そして患者の自宅からでも患者情報を確認できる仕組みとシステムを構想中です。介護事業が拡大すれば訪問看護や訪問診療が増え、介護サービスを受ける患者の情報はどこからでも確認できることが必要とされます。

患者には独自のアプリを提供し、自分のＩＤでログインするだけで診療予約から受診歴や入院歴、栄養情報、それに介護情報に至るまで柏葉会で受けた医療・介護サービスのあらゆる情報を閲覧できるシステムをＤＸにより実現させたいと思っています。外来の予約情報や密を避けられる時間帯をあらかじめ知ることができたり、外来で順番が来たらアラームで知らせたりするような、患者の利便性を上げられるシステムです。職員たちと雑談しながらアイデアを出し合っています。まだまだ構想段階で形になっていませんが、より良い医療提供のためにＤＸの活用は必須です。

地域の雇用の一翼に

２０２２年４月、北海道のウインタースポーツを応援したいという思いから、活動拠点が病院と同じ区内のカーリングチーム・フォルティウスのオフィシャルスポンサー契約を締結しました。カーリングは近年着目されているウインタースポーツでオリンピック正式種目でもありますが、現実はメンバーの境遇は厳しく、財務的に決して余裕がある状況ではありません。病院も地域に活動拠点をおいていることから、地域の活性化の一貫としてスポンサーになることにしました。柏葉会のワッペンがユニフォームに貼られています。

また、メンバーの一人である吉村紗也香選手と私の病院とで雇用契約を結び、デイケア業務を行ってもらっています。マイナースポーツのアスリートの就業はたいへん厳しいものがあります。結果を出さなければスポンサー契約が更新されなかったり、同時に雇用契約も切れたりするのです。オリンピック出場を目指しても、カーリングで出場できるのは日本で1チームだけです。スポンサーとは応援をお金に換えてサポートするものだと私は考えますが、現実はオリンピック出場を果たさなければ契約や雇用が打ち切りとなる厳しい状況にあります。

吉村選手自身が私の病院への就業を決めた理由は、病院が「結婚や出産を経て戻ってこられる職場」だからと話してくれました。実際、看護師の離職を防ぐためにさまざまな雇用形態をつくり対応してきました。働き手世代の人口が減少する未来に向けて、女性が働き続けられる職場は社会に求められているのです。

カーリングチーム・フォルティウスを、患者も職員も病院一丸となって応援しています。アスリートを応援するということは、職員も患者も想像以上に元気になれるものだと分かりました。患者にとってもオリンピックを目指すアスリートがデイケアセンターで働いているというのは非常に励みになると思っています。患者が吉村選手に会いに行く、話をしに行く、または顔を見に行くといった目的があればつらいリハビリに少しでも足が向いてもらえるのではと思います。

介護事業部の拡大

介護事業は、今後病院と並ぶ事業の柱になります。しかし実際は独力で規模を大きくし収益を増大させるにはかなり時間が掛かるのです。急速に規模を大きくするときのために、M&Aや事業提携などの選択肢も考えねばなりません。

しかし介護事業というジャンルは、ある意味特殊な世界です。戦略をもって人員を増やし契約者を増やしたからといってうまく長くやっていけるほど単純な事業ではありません。各訪問看護ステーションで働いている看護師は、患者家族との特別な関わりをもち家庭に深く介入するため、メンタル的にもタフで確固たる信念や哲学をそれぞれがもってやっています。例えば10人の看護師が1つの訪問看護ステーションで働いているとしても、1人の患者に対しての考え方が看護師の間でまったく異なると、一緒に長く働くことができません。自分たちの哲学やプライドがぶつかり合い、それを貫きたい看護師たちは分裂していくのです。ある程度ビジネスだと割り切り、個人の哲学や思いは妥協して落としどころを見つけてやっていかなければ規模を大きくすることはできないのです。もちろんM＆Aも資金さえあれば可能かといえばそうではありません。訪問看護師たちの哲学は絶対的正義でもあり、お金で買えるものではないのです。つまり訪問看護や訪問診療のM＆Aは非常に難しいということです。

それでも急性期医療を支える、最終的な受け皿であることは間違いないので、介護は確実に需要のある事業ということで大きくしていきたい気持ちに変わりはありません。

2022年からは訪問診療も体制づくりをスタートさせました。訪問診療もやはり人が思いをもってやる事業ですので、急に規模を大きくすることはできません。脳卒中の患者は退院後も障害を抱える方が圧倒的に多く、通院自体も大変になります。家族の介護負担が大きいことを考えると訪問看護と訪問診療の両輪で介護サービスを患者に提供していく必要があります。訪問看護・診療を含む介護事業は、高齢社会のインフラ的役割であることを考えれば、医療とともに提供する使命が我々にはあるのです。

シームレスな医療・介護サービスを提供

一度私の病院で治療を受けた患者は、最期まで診ていきたいという思いがあります。最終的には、シームレス＝切れ目のない医療を目指します。そのなかで病院ができることはほんの一部なのです。救急車で運ばれて手術をし、リハビリを一生懸命やって退院、そのあとは月に1回ほどの通院があります。その通院のためにクリニックをつくりました。退院後に自宅でどのように健康を維持していくのか、それを支えるために介護事業部で訪問診療と訪問看護、それにケアマネジャーとリハビリスタッフを雇い介護保険でリハビリをしてもらえるようにしました。

患者が退院後あちこちに連絡して相談しなければいけない手間をかけさせることなく、最期まで面倒を見てもらえる安心感を提供できるように医療やリハビリテーション、そして介護サービスを充実させるべきだと考えています。

クリニックを開院したり介護事業を展開したりするというのは、雇用面からいえば人材の有効活用ということですが、患者側からいえばケアサイクル理論に関連します。どういうことかというと、一つの病気を治したからそれですべて大丈夫ということではなく、例えばある病気にかかり回復したが、やがて別の病気にかかりまた治療や回復サイクルに入るということです。

私の病院のような脳神経外科単科では、脳血管の病気を治せばいいということになります。しかし実際はせっかく大きな病気を頑張って乗り越えても、数年後にはかなりの確率で別の病気になります。がんや糖尿病で苦しむ人も少なくありません。患者ががんや糖尿病で再度治療が必要になるというケアサイクルに寄り添えるようになるためには、事業拡大や他病院との業務提携をする必要があります。今後は脳神経外科・内科という枠を超えてがんや糖尿病などの生活習慣病もケアできるようにケアサイクルという理論的な根拠に裏づけされた事業展開を構想しています。

私の病院に一度かかれば、あとは安心だと患者や家族にも感じてもらえる医療と介護サービスを提供し、事業がどんなに大きくなっても、地域の住民に必要とされ、職員たちがやりがいをもって働き続け、そして社会に貢献できる法人として歩み続けることが重要なのです。

おわりに

人は大切にされて生きる

私の根底には、人は大事にされるべきものだという思いがあります。人は、必ず誰かにとって大切な人です。ある人は誰かにとって大事な娘であり大事な恋人、ある人は誰かにとって大事な父であり大事な先生です。その人たちが、病院という組織のなかで嫌な思いをし軽んじられたり踏みにじられることがあってはいけません。私の病院の恥をさらすようですが、今の病院に赴任したときに最初に感じたのはそこでした。これだけ一生懸命働いている人たちが不当な扱いを受けている、つまり強い権力をもつ医師たちにないがしろにされていました。大学病院職員であったときにも感じたことですが、大学病院の組織は人に優しくはなかったのです。私は北海道大学病院に入院する患者のために、そして組織のために一生懸命やろうという気持ちでいましたが、大学病院の組織は私たち職員に何をしてくれたのだろうか?と考えたとき、大事にされていないと感じました。そのような組織が病院で患者を大切にできるのかといえば、到底無理です。

人が大切にされて生きることを何より重んじ、そうでない世の中に対する憤りが私の根底にあります。人は、誰かにとっては大事な人であることを忘れてはいけません。

経営も医療も結局は人がやるものです。人とうまくつながりうまくコミュニケーションできれば、必ず結果がついてきます。私は最初から改革をしようとしたわけではなく、こういうことをやれば職員が元気になるかなと思いながら業務改善や環境改善をやっていくうちに、経営がついてきました。経営者目線ではなく財務のことは深くは知らなかったからこそ、お金にがんじがらめにされずに人とのコミュニケーションができ改革がうまくいったと思っています。

医療経営で何かを改革しましたとか、こんなふうにして収益が上がりましたというより、病院の悪いところをつぶしていき、公平な職場環境になるために手を貸し、医療安全と環境整備を充実させてきました。それらにより最終的には職場に活気が出て収益改善につながったのです。その力をそいでいたものを、医療に集中できるように整えるだけで前を向いて走っていけるようになっただけのことなのです。

より良い方向へ切り替えるマインド

私は何が失敗なのかを分かっていません。きっと周りから見ればあれは失敗だということがあると思いますが、途中で諦めなかったので到達点に行かなかったことがなく、何が失敗だったかは自分では分かりません。また強引に物事を進めるタイプではなく、ダメだと思えば切り替えるマインドをもっています。何かにこだわりをもち取り返しがつかないところまで行くという事態にはならないのです。病院の新築移転も紆余曲折があって今があり、最終的にはゴールできそうなところまで来ています。

医師になり手術をたくさん経験しました。手術は予定どおりにはいかないので、場面場面で最善を考えます。何か起きたときにはより良い方向に展開していくことが大事です。手術前に立てたプランにこだわり、どうしてもそのとおりにやりたいと思うと深みにはまることがあるのです。それよりもこの手がダメだったら次の手でいこうという切り替えが大事だと思っています。ピンチがあればどうやって切り抜けるかというところを常に考えながら、失敗を失敗で終わらせないで、ちゃんとした形でゴールできることを考えます。私はそのようなことを、患者さんに身をもって教えられました。

持続可能であるために

改革はスピードが大事です。しかしスピードを重んじるあまり、すべてをトップダウンでやろうとすると、現場の抵抗に遭います。ホラクラシー型の組織になることを望みながらも、当初は病院の方向性を決めるために、ある程度のトップダウンを行うことが重要でした。方向性が決まったら、各部署が自立して考え決めたことが意見として上がってきて、最終的な判断を経営側が下します。そのように組織が成熟してくれることを望んでいます。

改革のさなかに忘れられない出来事がありました。1つは2018年9月の北海道胆振東部地震、もう1つは2021年5月の新型コロナ感染症のクラスター発生です。両方とも病院が突然危機的状況に陥り、極度の緊張感のなかでの医療提供でした。職員たちは患者を救うために皆が一致団結し、無我夢中で対応に当たりました。ピンチをともに乗り越えたことで結束力が強くなったことを感じました。

私の病院は北海道の地方病院です。高齢化や過疎化で北海道は日本だけではなく世界の一歩先を行っており、今後は東京や大阪の都市部でも人口減少が進むことは確実と見られています。地方での過疎化のモデルケースが、都市部での人口減少のモデルに当てはまるのは時間の問題だと思います。日本のどの病院でも高額医療機器の減価償却の問題があり、働き方改革の課題を抱え、医師・看護師の人員不足は深刻です。

今後も法人として持続可能であるためには、フレックスタイム制度やジェンダーフリー、高額医療機器のオープンファシリティ、それにインクルーシブ（障がい者雇用）、農林水産業とのさらなる連携などを実現させなければいけません。課題は山積みです。

ヒト・モノ・カネと時間をも浪費し続けていた昭和的医療から脱し、変革する道筋を立てておかなければ令和の最後の頃には、私の病院は非常に苦しくなるであろうと私自身は予測しています。今、変革の道筋を立てるための基礎をつくらなければならないのです。

経営改革は、まず職員ありきです。私の病院は約430人の職員がいて、家族を入れると1000人以上にのぼります。だから倒れるわけにはいかないのです。いろいろな家庭がありさまざまな生活があり、それぞれが令和の時代もずっと続いていくことは大きな意味をもっています。

職員の生活と患者の生活は地域社会そのものであり、病院は地域の健康を守ることで地域に貢献します。地域の人たちは健康を保つことで人生を豊かにできます。人々の暮らしが豊かになればその地域社会の価値が上がり、病院は医療を提供することで企業価値を高めます。地域の人たち、病院、そして社会全体が持続可能であることにより価値を高め合えるCSV（Creating Shared Value）のロールモデルになれることを世の中に示すためにこれからも改革の歩みを続けていきます。

謝辞

2021年は当法人にとって開院50周年の節目の年でした。しかしながら未曾有のコロナ禍によって周年事業は全て延期となりました。そんなとき、幻冬舎メディアコンサルティングさんからお声がけをいただき今回の周年本発刊の機会を頂きました。

本書では当法人が持続可能であるために取り組んできた改革のあゆみをできるだけ正確に記載しています。幻冬舎メディアコンサルティングの皆様には何度も校正をしていただき、我々が納得いくまでお付き合いいただいたことに深く感謝いたします。

上梓にあたり、この改革の主体となった法人職員の全ての皆さんに心からの敬意を表します。また、本書のベースとなったインタビューに多くの時間を割いていただいた管理職の皆様にも心からの感謝を申し上げます。

最後に、いつも私の心の安寧を支えてくれている妻に感謝を伝えたいと思います。

寺坂 俊介（てらさか・しゅんすけ）

社会医療法人柏葉会 3代目理事長

柏葉脳神経外科病院 院長

日本脳神経外科学会専門医

日本脳腫瘍の外科評議員、日本頭蓋底外科学会評議員

北海道大学大学院医学研究院客員研究員、医学博士

1962年生まれ。1988年に旭川医科大学卒業後、北海道大学病院脳神経外科に研修医として入局。その後、アーカンソー大学脳神経外科、アレゲニー大学脳神経外科、旭川赤十字病院、手稲渓仁会病院勤務を経て、2006年に北海道大学病院に戻る。2018年に同病院退職後、同年4月に特定医療法人（現：社会医療法人柏葉会）柏葉脳神経外科病院院長に就任。外来環境の整備や病床改編、手術用顕微鏡の導入、電子カルテの推進・運用強化などさまざまな改革に取り組み、経営状態改善・業務効率化を行った。2019年に同法人理事長就任。現在も、院内のDX推進や高度脳血管病センター開設等、院内改革に尽力している。専門は脳腫瘍の外科治療、頭蓋底外科手術。

本書についての
ご意見・ご感想はコチラ

サステナビリティ時代の
病院経営改革

2023年1月30日　第1刷発行

著　者　　寺坂俊介
発行人　　久保田貴幸

発行元　　株式会社 幻冬舎メディアコンサルティング
〒151-0051　東京都渋谷区千駄ヶ谷4-9-7
電話　03-5411-6440（編集）

発売元　　株式会社 幻冬舎
〒151-0051　東京都渋谷区千駄ヶ谷4-9-7
電話　03-5411-6222（営業）

印刷・製本　中央精版印刷株式会社
装丁　麻生 禅

検印廃止

Printed in Japan
ISBN 978-4-344-94133-5 C0034
幻冬舎メディアコンサルティングＨＰ
https://www.gentosha-mc.com/